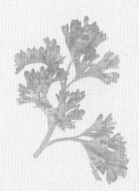

Es una realización de

**Departamento de Proyectos Especiales
de Cultural Librera Americana S.A.**

Este libro debe interpretarse como un volumen de referencia, por lo tanto su contenido de ninguna manera reemplaza al tratamiento médico. La información que contiene es de carácter orientativo y no debe considerarse al mismo nivel que las indicaciones de un profesional de la salud. Los autores y editores, por lo tanto, no se responsabilizan de ningún tipo de daño o perjuicio derivado, directa o indirectamente, del uso y la aplicación de los contenidos de la presente obra.

Dirección creativa
Carlos Alberto Cuevas

Coordinación de obras y marketing
Ana María Pereira

Departamento de arte
Dirección:
Armando Andrés Rodríguez

Asistente:
Isabel López

Diagramación y diseño
*Mariana Paula Duarte - Jaqueline Solange Espinola
Cecilia Gandolfo - Bárbara Montano*

Edición y supervisión de esta obra
Equipo editorial

Asesoría y redacción:
*Lic. Valeria Cynthia Aguirre
Lic. María de los Ángeles Guariño*

Todos los derechos reservados
© CULTURAL LIBRERA AMERICANA S.A. MMII
Buenos Aires - Rep. Argentina

Presente edición:
© Latinbooks International S.A.
Montevideo - Rep. O. del Uruguay

Impreso en Pressur Corporation S.A.
República Oriental del Uruguay

ISBN: 9974-7944-8-X
Edición 2006

Cocina rica y nutritiva con bajo colesterol / redacción y selección de textos por Equipo Editorial. -- Montevideo, Rep. Oriental del Uruguay : © Latinbooks International S.A., 2005.
104 p. : il. ; 18 x 25.5 cm.

ISBN 9974-7944-8-X

1. NUTRICIÓN. 2. COLESTEROL Y LAS HIPERLIPEMIAS.
3. COLESTEROL Y LOS GRUPOS DE RIESGO. 4. COLESTEROL Y ALIMENTACIÓN. 5. RECETARIO DE COMIDAS CON BAJO CONTENIDO DE COLESTEROL.
CDD 613.2

COCINA
Rica y Nutritiva con
BAJO COLESTEROL

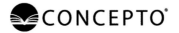 CONCEPTO®

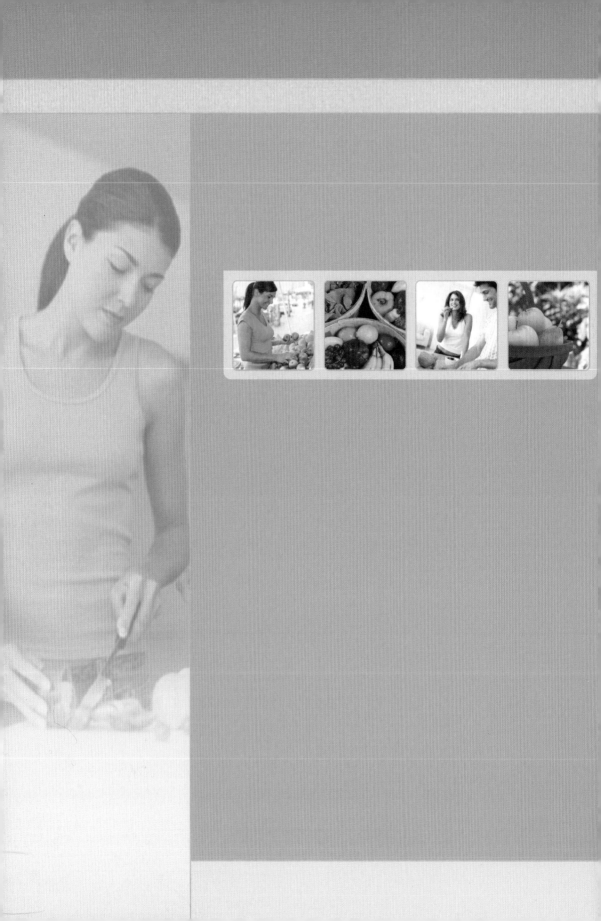

A modo de presentación

Durante las últimas décadas la cocina y la alimentación cobraron un impulso inusitado: por un lado, el avance en la investigación sobre los componentes químicos que conforman los alimentos ofreció datos certeros acerca de sus efectos en nuestro organismo; por otro lado, el viraje cultural que representó la globalización permitió el intercambio entre distintas culturas y sabores.

Gracias a estas modificaciones, muchísimos nuevos manjares se sumaron y enriquecieron a los tradicionales. Sin embargo, no todos los aportes fueron beneficiosos, hubo también un excesivo aumento en el consumo de alimentos sintéticos y de lo que conocemos como comida chatarra.

La medicina también experimentó transformaciones radicales. La principal fue haber colocado la mayoría de sus esfuerzos en el diseño de estrategias orientadas a la prevención. Hoy, las políticas sanitarias privilegian este tipo de medidas con excelentes resultados.

La serie *Cocina seleccionada*, haciéndose eco de todos estos cambios, brinda a sus lectores un preciso resumen de las mejores formas de encarar los problemas de salud a través de la prevención y la buena alimentación.

Índice general de la obra

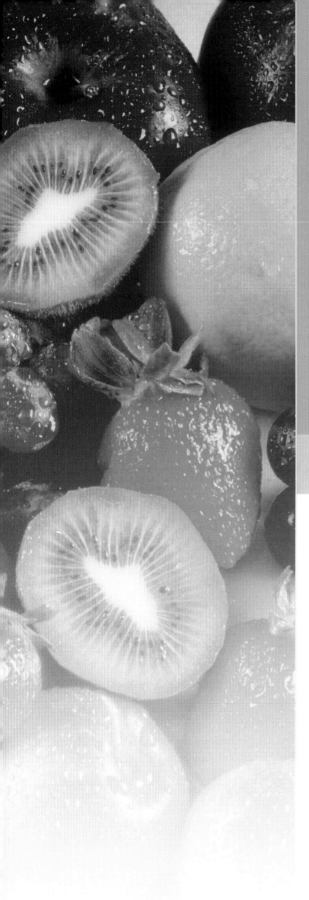

El colesterol

Características y tratamiento

El colesterol es un tipo de grasa esencial para la vida. Cumple un papel importante en el desarrollo de los tejidos y en el mantenimiento de numerosas funciones básicas del organismo. Sin embargo, su exceso puede ser nocivo. En estas páginas podrá conocer detalladamente en qué consiste y cuáles alimentos lo contienen, puntos clave para evitar posibles complicaciones o mejorar la calidad del tratamiento médico.

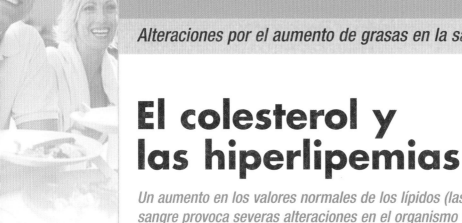

El colesterol y las hiperlipemias

Un aumento en los valores normales de los lípidos (las grasas) en la sangre provoca severas alteraciones en el organismo que se denominan, genéricamente, hiperlipemias.

La hiperlipemia es el aumento de los valores normales de lípidos o grasas en la sangre.

Atención con los lípidos

Existen básicamente dos grandes grupos de lípidos circulando en nuestro plasma: el colesterol y los triglicéridos, que son incorporados en su mayor parte a través de los alimentos. Pero cuando los valores en la sangre, ya sea de una o de las dos fracciones de estos lípidos, son mayores que los de la población normal, hablamos de hiperlipemias. Los valores alterados pueden heredarse, o bien, ser consecuencia de una alimentación rica en grasas. Lo ideal es prevenir y detectar a tiempo estos cambios, ya que cuanto más se sufre el trastorno, mayores posibilidades existen de que aparezcan complicaciones para la salud.

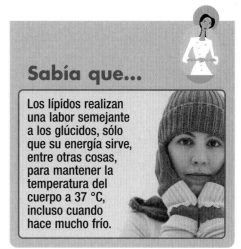

Sabía que...

Los lípidos realizan una labor semejante a los glúcidos, sólo que su energía sirve, entre otras cosas, para mantener la temperatura del cuerpo a 37 °C, incluso cuando hace mucho frío.

Tipos de hiperlipemias

Las hiperlipemias que se caracterizan por un aumento del colesterol, se llaman hipercolesterolemia, y las que aumentan los triglicéridos, reciben el nombre de hipertrigliceridemia. También es posible que se presenten ambas alteraciones combinadas. Pero no hay que preocuparse: las dos patologías pueden mantenerse bajo control practicando una buena alimentación y llevando una vida sana.

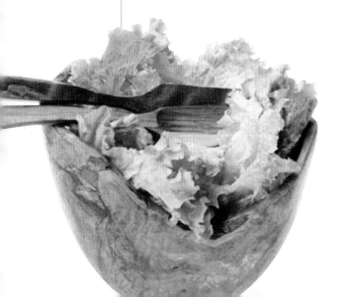
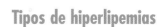
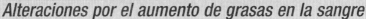

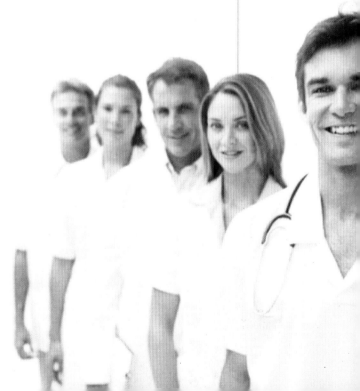

Sólo se puede diagnosticar el porcentaje de grasas en sangre a través de un análisis de sangre.

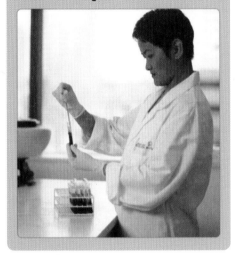

¿Cuáles son sus síntomas?

En la mayoría de los casos la elevación de grasas en la sangre no produce síntomas agudos, por lo que es necesario realizar un análisis de sangre para efectuar el diagnóstico. Cuando excepcionalmente las cifras de triglicéridos son muy elevadas, se pueden producir episodios de dolor abdominal debido a pancreatitis, aumento de tamaño del hígado y bazo.

Si el incremento de colesterol y/o triglicéridos es crónico constituye un factor de riesgo para el desarrollo de arteriosclerosis. Por ello, especialmente las hipercolesterolemias, pueden dar lugar a la evolución de insuficiencia coronaria (angina de pecho, infarto de miocardio), accidentes cerebro vasculares y trastornos de la circulación en las extremidades inferiores.

La elevación de grasas en la sangre no suele producir síntomas notables.

¿Cuáles son sus causas?

Las hiperlipemias se clasifican en primarias cuando se deben a una alteración propia del metabolismo de las grasas, y secundarias, cuando se producen como consecuencia de otra enfermedad o por la toma de determinados medicamentos. Las primarias se transmiten hereditariamente, por eso es necesario evaluar esta posibilidad cuando existen antecedentes familiares.

A este tipo pertenecen la hipercolesterolemia familiar, la hipertrigliceridemia familiar y la hiperlipemia familiar combinada.

Existen numerosas enfermedades que pueden derivar en una hiperlipemia, por ejemplo: la diabetes *Mellitus* descompensada, hipotiroidismo, síndrome nefrótico, ictericia obstructiva o anorexia nerviosa.

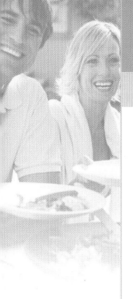

La hipercolesterolemia

Con frecuencia se oye hablar del aumento de colesterol en la sangre, pero se desconoce en qué consiste exactamente esta alteración y cuáles son sus principales causas.

El colesterol es un tipo de grasa presente en las células del organismo.

¿Qué es el colesterol?

Llamamos colesterol a un tipo de grasa, presente en las células de nuestro cuerpo (colesterol sérico) y también en los alimentos de origen animal (carnes, huevos, lácteos, etc.). Los alimentos de origen vegetal, en cambio, no contienen colesterol.

Esta sustancia es esencial para la vida porque cumple un papel fundamental en el funcionamiento de casi todos los tejidos, ya que interviene en la formación de las membranas celulares, especialmente las del sistema nervioso central.

También participa en la composición de ácidos biliares (fabricados en el hígado e importantísimos para la absorción de grasas en el cuerpo), vitamina D (nutriente indispensable para el buen desarrollo de los huesos) y hormonas, tanto sexuales como las que se producen en las glándulas suprarrenales. Si bien es importante la presencia de colesterol en nuestro cuerpo, debemos tener cuidado con él, porque su exceso es netamente perjudicial para la salud.

La mayor parte del exceso de colesterol proviene de los alimentos.

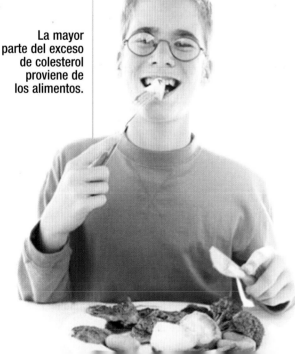

¿Dónde se produce?

No sólo incorporamos el colesterol por medio de los alimentos, sino que además nuestro organismo lo sintetiza en el hígado, a través de la bilis producida en el estómago. Dentro de ese órgano se elaboran aproximadamente dos tercios del colesterol existente en sangre. El tercio restante proviene de los alimentos que consumimos.

¿Qué son las lipoproteínas?

El colesterol es transportado en el flujo sanguíneo por un tipo de proteínas llamadas lipoproteínas. Éstas son grandes moléculas en forma de esfera, y están constituidas esencialmente por distintas capas de grasas, tanto en su núcleo como en su estructura externa. Estos lípidos se combinan con toda clase de proteínas llamadas apolipoproteínas.

¿Cómo se forman las lipoproteínas?

Durante la digestión, las grasas se descomponen en partículas elementales (llamadas ácidos grasos) y atraviesan la membrana intestinal para ser absorbidas eficazmente. Tras la absorción se vuelven a componer, pero no con la misma estructura que tenían anteriormente. Los ácidos grasos más pequeños pasan directamente a la sangre y son transportados al hígado, donde se utilizan para producir energía.

Los ácidos grasos más grandes se unen con otras moléculas de proteínas, los fosfolípidos (ácidos grasos modificados) y el colesterol, formando algo así como un autobús multirracial de transporte de nutrientes. Este autobús está compuesto por macromoléculas de lipoproteínas, las cuales tienen diferentes tipos de función, tamaño y composición. Básicamente se dividen en: quilomicrones, VLDL, LDL y HDL.

Todas ellas contienen colesterol, por lo que cuando se habla de colesterol LDL o HDL ("malo" o "bueno") en realidad se está haciendo referencia al tipo de lipoproteína que lo transporta. Las lipoproteínas son, entonces, proteínas formadas por diferentes clases de lípidos o grasas, y constituyen el vehículo del colesterol.

El cuerpo absorbe las grasas de los alimentos de origen animal y las procesa en el hígado.

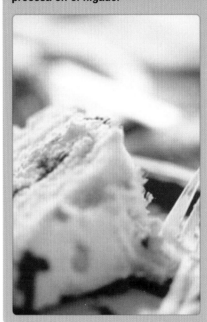

¿Qué son los quilomicrones?

Son partículas esféricas que los lípidos presentes en la sangre transportan hacia los tejidos. Cuando una persona come un alimento que contiene colesterol, las células de su intestino absorben el 40% de la cantidad ingerida y lo "empaquetan", junto con otras grasas (los triglicéridos), en pequeñas "gotitas" que se llaman quilomicrones.

Cuando los quilomicrones llegan a los tejidos se descomponen rápidamente, liberando los triglicéridos en los músculos como fuente de energía, o bien en los tejidos adiposos donde se almacenan como reserva. Normalmente quedan residuos del quilomicrón que

Las proteínas son moléculas fundamentales de cualquier organismo vivo y forman parte de cada una de las células.

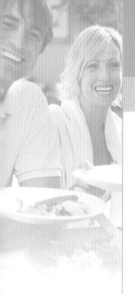

Es necesario regular el ingreso de grasas procedente de los alimentos, ya que su exceso puede acarrear complicaciones.

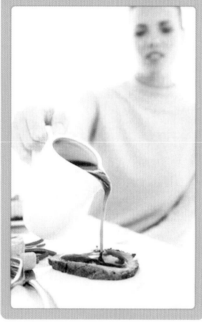

Los quilomicrones son partículas esféricas, formadas por distintos tipos de grasas que provienen de los alimentos.

quilomicrones, descargan parte de sus triglicéridos. Las lipoproteínas de muy baja densidad se van transformando sucesivamente en lipoproteínas de densidad intermedia (IDL), baja (LDL) o alta (HDL) a medida que en su trayecto descargan lípidos y proteínas. Al ir perdiendo lípidos, la densidad de las lipoproteínas va aumentando.

Lipoproteínas de baja densidad

Conocidas por la sigla en inglés LDL (*Low Density Lipoprotein*), se encargan de transportar entre el 70 y el 75% del colesterol que fabrica el organismo. Son las que más daño producen, porque contienen la mayor cantidad de colesterol. Por su baja densidad, se pueden depositar en las paredes arteriales y despertar un proceso llamado oxidación.

vuelven al hígado. El colesterol que contienen estos residuos se utiliza en el hígado para la formación de membranas celulares, nuevas lipoproteínas o sales biliares.

Lipoproteínas de muy baja densidad

Su sigla en inglés es VLDL (*Very Low Density Lipoprotein*). Transportan, además de colesterol, gran cantidad de triglicéridos producidos por el organismo, principalmente en el hígado. Las VLDL son conducidas a través de la sangre hacia los tejidos muscular y adiposo, donde, al igual que los

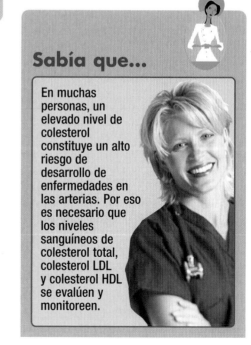

Sabía que...

En muchas personas, un elevado nivel de colesterol constituye un alto riesgo de desarrollo de enfermedades en las arterias. Por eso es necesario que los niveles sanguíneos de colesterol total, colesterol LDL y colesterol HDL se evalúen y monitoreen.

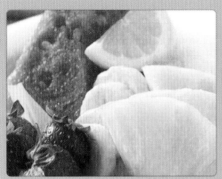

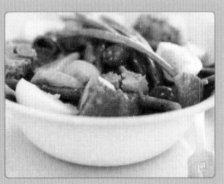

En este proceso intervienen unas moléculas llamadas radicales libres, que aumentan al estar el cuerpo expuesto a toxinas (por ejemplo, el humo del tabaco). Cuando se unen a las LDL que se depositan en las paredes arteriales, los radicales libres modifican su forma. El resultado de esa modificación (las LDL oxidadas) hace que los glóbulos blancos (leucocitos) del sistema inmunológico se agrupen allí formando una sustancia grasa llamada ateroma, que obstruye las arterias.

Lipoproteínas de alta densidad

Transportan entre el 20 y 25% del colesterol. Son conocidas por su sigla en inglés HDL (*High Density Lipoprotein*) y no permiten que las lipoproteínas "agresoras" (las LDL) se adhieran a las células y nos provoquen daño. Para gozar de una buena salud es importante tener niveles altos de lipoproteínas de alta densidad y niveles bajos de LDL. Las HDL eliminan el colesterol sobrante de las membranas celulares y lo transportan hasta el hígado, donde es reutilizado. Por su alta densidad, se dice que hacen el "efecto de barrido" de las LDL más ligeras.

¿Qué es el colesterol "bueno"?

Es denominado de esta manera porque cumple una función favorable para nuestro organismo. Como vimos, el colesterol bueno (HDL) viaja desde los tejidos hacia el hígado y arrastra el depósito de colesterol que se adhiere a las arterias. De este modo evita la formación de peligrosas placas de ateroma y disminuye el riesgo de sufrir problemas coronarios.

Se aconseja mantener el nivel de colesterol total por debajo de 200 mg por decilitro (mg/dl) de sangre.

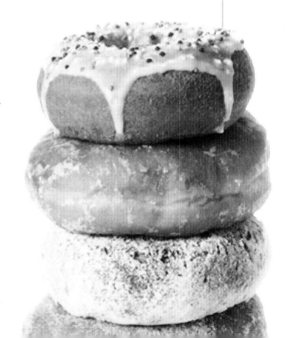

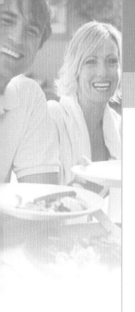

¿En qué se diferencia del colesterol "malo"?

El colesterol malo (LDL), a diferencia del colesterol llamado "bueno", viaja en sentido contrario: desde el hígado hacia los tejidos. Si hay colesterol malo en exceso, comienza a acumularse en las paredes de las arterias, y forma placas de ateroma, que aumentan el riesgo de padecer enfermedades coronarias.

¿Cómo se elimina el colesterol?

El 80% del colesterol es convertido en el hígado en sales biliares que son expulsadas en la bilis. Las sales biliares

formadas a partir del colesterol llegan por la bilis al duodeno (primer tramo del intestino delgado) donde disuelven las grasas (en un proceso conocido con el nombre de "efecto jabón") para que puedan ser digeridas por los jugos digestivos del páncreas y del intestino. Si no se forman en cantidad suficiente, disminuye la capacidad de digerir las grasas.

Los riesgos de la hipercolesterolemia

Durante la formación de los ateromas, el colesterol "malo" (LDL) se mete en las paredes de las arterias y queda atrapado en el tejido interno, donde es objeto de diversas modificaciones químicas. Allí, el

Las grasas que el cuerpo no puede procesar se depositan en las arterias.

Los niveles recomendados de colesterol para nuestro cuerpo

Nivel de colesterol total	Categoría
Menos de 200 mg/dl	Recomendable
200/239 mg/dl	Cercano a los límites elevados
Más de 240 mg/dl	Elevado
Nivel de colesterol LDL	
Menos de 100 mg/dl	Óptimo
100/129 mg/dl	Casi óptimo / por encima del óptimo
130/159 mg/dl	Cercano a los límites elevados
160/189 mg/dl	Elevado
Más de 190 mg/dl	Muy elevado
Nivel de colesterol HDL	
Más de 60 mg/dl	Óptimo
40/60 mg/dl	Cercano al nivel óptimo
Menos de 40 mg/dl	Bajo

Con la edad hay que aumentar los controles, pues existen mayores riesgos de subir los niveles de colesterol.

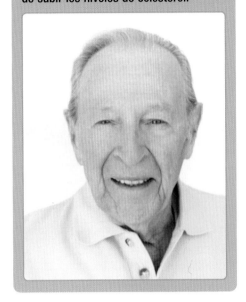

LDL es capturado por un tipo de célula llamada macrófago que, al llenarse de pequeñas partículas de esta grasa, adquiere el nombre de célula espumosa.

Dicha célula capta grasa hasta alcanzar varias veces su tamaño normal. Lo cual da lugar a la formación de estrías (grasas en las paredes arteriales) que posteriormente se transforman en placas fibrosas por un mecanismo similar al de la cicatrización. De esta manera se produce el endurecimiento de las arterias coronarias.

Posteriormente, esas placas fibrosas pueden transformarse en lesiones de aterosclerosis que causan la formación de trombos o coágulos sobre la pared interior del vaso sanguíneo, provocando una reducción del espacio por donde fluye la sangre. Esto produce, entre otras cosas,

afecciones cerebrales, renales y cardíacas; en ocasiones, fatales, como el infarto.

A fin de evitar estos peligros, debemos recurrir a la medicina preventiva. Lo primero que hay que hacer es consultar al médico para saber si tenemos el colesterol alto y prevenir las complicaciones. El profesional será quien nos indique, como primera medida, un análisis llamado lipidograma, a través del cual se determinan los valores totales de colesterol, colesterol HDL, LDL y triglicéridos.

Factores que elevan el colesterol

Además de la necesidad de una alimentación adecuada, existen otros factores a tener en cuenta para controlar el aumento de colesterol en sangre:

A través del lípidograma se pueden determinar los niveles totales de colesterol.

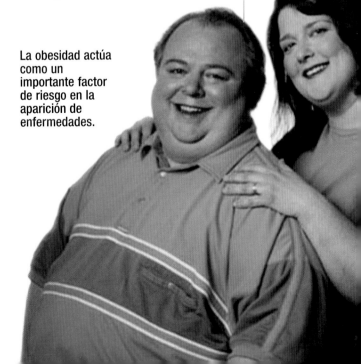

La obesidad actúa como un importante factor de riesgo en la aparición de enfermedades.

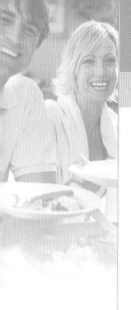

Las estatinas son fármacos que retraen la enzima (una clase de proteína) interviniente en la producción de colesterol en el hígado.

- Edad. Por motivos que aún no han sido aclarados, aumenta el colesterol "malo" con el paso de los años.

- Sexo. Desde los quince a los cuarenta y cinco años de edad, los hombres suelen tener niveles de colesterol total más altos que las mujeres. Luego de la menopausia, el colesterol "bueno" se reduce en ellas y aumenta el "malo".

- Herencia. El aumento de colesterol puede estar determinado por la genética de nuestros antepasados. Por tal motivo, los niños y adultos jóvenes también sufren este trastorno.

- Tabaquismo. Fumar debilita las paredes de los vasos sanguíneos y favorece la acumulación de grasa.

Además, los químicos presentes en el tabaco reducen los niveles del colesterol "bueno".

- Sedentarismo. La falta de actividad física provoca la reducción del colesterol "bueno".

- Obesidad. Ser más obeso no significa tener más elevados los niveles de colesterol en la sangre, porque no se presentan problemas metabólicos. Sin embargo, los obesos sí son más susceptibles de padecerlos.

- Estrés. Las tensiones que genera el estrés favorecen la producción de ciertas sustancias en nuestro cuerpo, como las llamadas cortisol y adrenalina, que están directamente relacionadas con el aumento del colesterol "malo".

- Enfermedades. La hipertensión, la diabetes no controlada, la insuficiencia renal, el hipotiroidismo y la cirrosis hepática pueden conducir a trastornos en el metabolismo del colesterol.

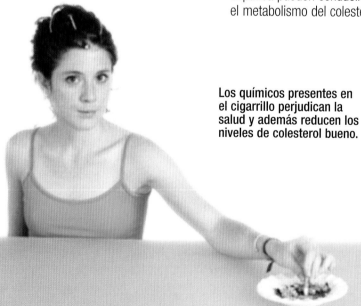

Los químicos presentes en el cigarrillo perjudican la salud y además reducen los niveles de colesterol bueno.

Los medicamentos para tratar el colesterol deben consumirse exclusivamente bajo la prescripción del equipo médico de confianza.

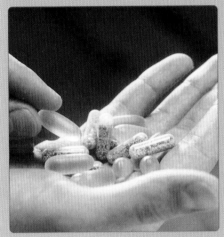
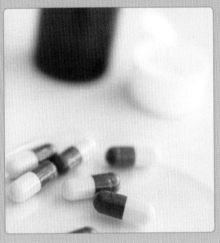

Acerca de la medicación

El tratamiento farmacológico para reducir los niveles elevados de colesterol suele prescribirse cuando han fracasado los cambios dietéticos y el ejercicio, es decir, cuando no han tenido un efecto significativo. Los fármacos destinados a reducir los niveles de colesterol han sido probados y autorizados. Han demostrado que pueden reducir el colesterol LDL en más de un 20%.

Las estatinas son la principal clase de fármacos de este tipo, pero no resultan adecuadas para personas con enfermedad hepática o mujeres embarazadas o en período de lactancia. La prevastatina parece ser la estatina más segura que se puede utilizar junto con los inhibidores de la proteasa. Otros fármacos usados para tratar los niveles elevados de colesterol son las resinas del ácido biliar, que se presentan en formulación en polvo, y que deben mezclarse con agua o jugos de frutas y beberse con las comidas. Dado que el cuerpo no absorbe estos fármacos, se pueden prescribir a mujeres embarazadas.

Los productos de origen animal son la principal fuente de colesterol.

Las estatinas reducen los niveles de colesterol, pero no son adecuadas para embarazadas.

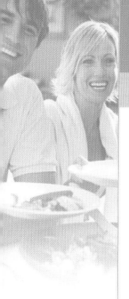

La trigliceridemia

A través de las comidas se incorporan triglicéridos, pero el organismo también puede producirlos. Conocer cómo se comportan resulta de gran utilidad, ya que permite regular su nivel en sangre dentro de los rangos normales.

Los triglicéridos constituyen la mayoría de los depósitos de grasas que se encuentran dentro del cuerpo.

Los triglicéridos

Son otra clase de lípidos presentes en los alimentos. También constituyen la mayoría de los depósitos de grasas que se encuentran dentro de nuestro cuerpo. Muchas veces, estos lípidos se acumulan en las células del hígado, lo cual a largo plazo se considera patológico porque puede generar una fibrosis (inflamación y cicatrización del tejido) y el consiguiente deterioro de su funcionamiento normal.

Como los triglicéridos ingresan a nuestro cuerpo formando parte de los alimentos, según sea el tipo de nutrición que realicemos, podemos mantener sus niveles en sangre o, en su defecto aumentarlos, hasta el punto de llegar a una hipertrigliceridemia.

Triglicéridos y colesterol

Como ya vimos, en el proceso de formación de lipoproteínas intervienen también los triglicéridos. Cuando la persona come, los triglicéridos se combinan con una proteína en su sangre para crear lo que se llaman lipoproteínas de alta y baja densidad. Estas partículas de lipoproteínas contienen colesterol. Para formar triglicéridos en el hígado, el proceso es similar: este órgano toma los carbohidratos y proteínas sobrantes de la comida y los transforma en grasa. La grasa entonces se combina con proteína y colesterol para producir lipoproteínas de muy baja densidad, que son liberadas al torrente circulatorio.

¿Por qué se elevan los triglicéridos?

Los triglicéridos pueden aumentar su nivel en sangre por el consumo excesivo de alimentos que contienen azúcares simples, (dulces, gaseosas, golosinas); pero también a partir de anormalidades genéticas en el metabolismo, tales como diabetes, fallas renales o por el uso de algunos medicamentos.

Quien padece hipertrigliceridemia tiene un alto riesgo de presentar enfermedad cardíaca coronaria en edad temprana.

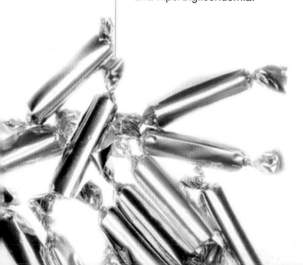

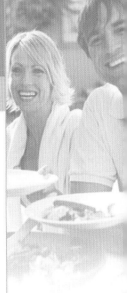

Los factores genéticos pueden influir en la producción de triglicéridos.

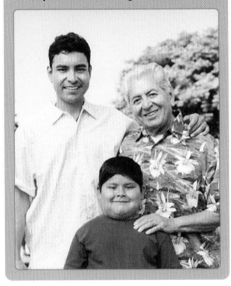

Además, se ha establecido que esta grasa favorece el aumento del colesterol "malo" (LDL), y la reducción del "bueno" (HDL). En este sentido, el exceso de triglicéridos está relacionado con la formación de placas de aterosclerosis.

Factores del aumento de triglicéridos

• Exceso de peso. Los triglicéridos aumentan generalmente a medida que la persona sube de peso.

• Consumo excesivo de calorías. Los triglicéridos se elevan cuando se aumenta de peso o se ingieren demasiadas calorías, especialmente provenientes del azúcar y del alcohol. El alcohol incrementa la producción de triglicéridos en el hígado.

• Edad. Los niveles de triglicéridos aumentan regularmente con la edad.

• Medicamentos. Algunas drogas como los anticonceptivos, esteroides y diuréticos causan elevación en los niveles de los triglicéridos.

• Enfermedades. La diabetes, el hipotiroidismo, las enfermedades renales y hepáticas están asociadas con niveles elevados de triglicéridos. Entre los grupos que deben vigilar con mayor cuidado su nivel de triglicéridos se encuentran los diabéticos y las mujeres que atravesaron la menopausia. Más de un 75% de los diabéticos tienen los niveles de triglicéridos altos y el 30% de las mujeres que han pasado por la menopausia sufren de este mismo problema.

• Herencia. Algunas formas de altos niveles de triglicéridos ocurren entre miembros de una misma familia.

¿Cómo reducir los triglicéridos?

En general, para disminuir el exceso de triglicéridos se requiere de un plan de

Las grasas de todos los alimentos están constituidas en un 95% por triglicéridos, y sólo en un 5% por colesterol. Los triglicéridos, a su vez, se forman por ácidos grasos.

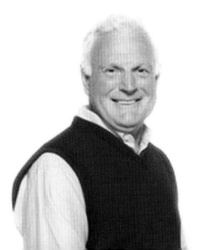

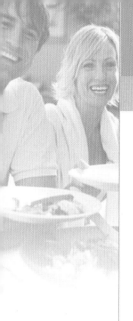

alimentación bajo en calorías, ya que una de las características de las personas con altos niveles de triglicéridos es sufrir de sobrepeso, aunque también se da en casos de diabetes con intolerancia anormal a la glucosa. Si el plan dietario no resultara suficiente, es muy probable que sea necesario someterse a un tratamiento con medicamentos prescriptos por un especialista.

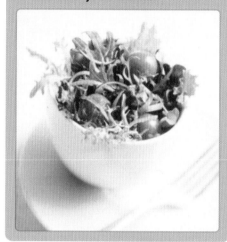

Se puede disminuir el nivel de triglicéridos por medio de un plan alimenticio bajo en calorías.

Los fibratos son fármacos que reducen los triglicéridos y aumentan el colesterol "bueno" (HDL).

¿Cuál es el nivel normal de triglicéridos?

Los niveles de triglicéridos varían con la edad, y también dependen del tiempo transcurrido desde que se ingieren alimentos hasta que se realiza el análisis de sangre. La medición resulta más precisa si no se ha comido en las 12 horas previas al examen. El valor normal es de 150 mg/dl. Para quienes sufren problemas cardíacos, los niveles de esta sustancia deben ser inferiores a los 100 mg/dl.

Acerca de los medicamentos

Se debe hacer la misma salvedad que con el exceso de colesterol: sólo cuando han fracasado las medidas y cambios alimenticios que disminuyen los niveles de triglicéridos, se inicia tratamiento con medicamentos tipo ácido nicotínico (excepto si se sufre de enfermedades hepáticas, diabetes, gota, úlceras y arritmias cardíacas) y Gemfibrozil. Por otra parte, los fibratos son pastillas que también reducen los triglicéridos, aunque tienen un efecto menor sobre el colesterol. No está de más recordar siempre que se debe consultar a un profesional, ya que es la persona más idónea para hacer las indicaciones de acuerdo con cada caso.

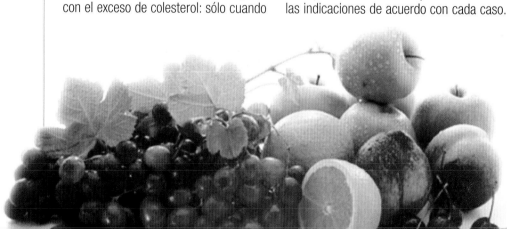

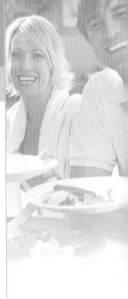

Tratamiento contra las hiperlipemias

Para contrarrestar el exceso de lípidos, la modificación del estilo de vida y de la alimentación deberá ser semejante en todos los tipos de hiperlipemia.

Lo principal

E n todos los casos debemos consumir alimentos reducidos en colesterol y grasas saturadas, y ricos en fibra vegetal de tipo soluble. Además, es preciso tener en cuenta que un exceso de hidratos de carbono simples (azúcares, dulces, gaseosas) produce un aumento moderado de los triglicéridos, y que el alcohol, en pequeñas cantidades, origina un incremento del colesterol "bueno", pero también de los triglicéridos, y por lo tanto, no es aconsejable su consumo.

Tres pilares fundamentales

Tanto para la colesterolemia como para la trigliceridemia, el tratamiento se basa en tres pilares fundamentales:

1. Medicamentos.

2. Modificación del estilo de vida.

3. Plan alimentario adecuado.

En cuanto a la medicación, va a estar siempre indicada por un profesional médico. Pero es importante tener en cuenta que, muchas veces, con una dieta adecuada podemos mejorar los niveles de lípidos en sangre. Para ello, es fundamental modificar ciertos hábitos alimentarios, como, por ejemplo, disminuir el consumo de colesterol y de grasas saturadas, ya que esto produce un descenso en sangre tanto del colesterol "malo" (LDL) como de los triglicéridos.

Abandonar el hábito de fumar tabaco también es positivo, porque se traduce en un descenso del colesterol "malo" (LDL). La incorporación en nuestra vida cotidiana de actividad física, realizada en forma regular de tres a cinco veces por semana, favorece la disminución en sangre del colesterol "malo" (LDL) y de los triglicéridos, y el aumento del colesterol "bueno" (HDL).

En ocasiones sólo basta una dieta adecuada para reducir el nivel de lípidos en sangre.

Sabía que...

Las enfermedades de origen cardiovascular representan la primera causa de muerte por enfermedades no transmisibles. El problema tiene consecuencias tan severas que ochocientos millones de personas pierden su vida anualmente en el mundo.

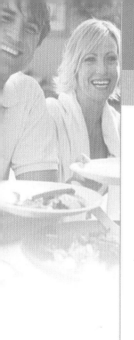

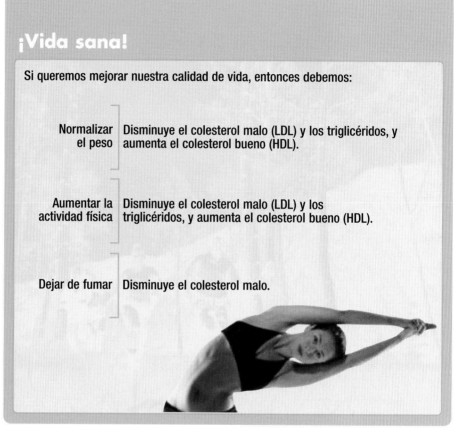

¡Vida sana!

Si queremos mejorar nuestra calidad de vida, entonces debemos:

Normalizar el peso	Disminuye el colesterol malo (LDL) y los triglicéridos, y aumenta el colesterol bueno (HDL).
Aumentar la actividad física	Disminuye el colesterol malo (LDL) y los triglicéridos, y aumenta el colesterol bueno (HDL).
Dejar de fumar	Disminuye el colesterol malo.

La constancia
en la práctica
de una
actividad física
disminuye el
colesterol.

Constancia en el tratamiento

El principal problema relacionado con un tratamiento de estas características consiste en sostenerlo a lo largo del tiempo. Por ejemplo, una vez que se logra alcanzar el nivel aceptable de colesterol en sangre, se debe tratar de mantenerlo, incorporando a nuestra dieta alimentos de forma paulatina. Esto no significa que se pueda comer de todo, como antes de iniciar la dieta. Para mantener un plan alimenticio no hay secretos. Simplemente se debe estar absolutamente convencido de que la cantidad y calidad de alimentos que se eligen para el tratamiento son las adecuadas -y estrictamente necesarias- para nuestra salud. Una de las mayores ventajas de encarar un plan dietario contra las hiperlipemias radica en el hecho de que es posible cambiar de manera sustancial los hábitos de alimentación y, como consecuencia, se modifica radicalmente el estilo de vida de las personas que lo emprenden. Esto ocurre cuando se bajan de manera exitosa los niveles de colesterol malo y se está en condiciones de realizar una frecuente actividad física.

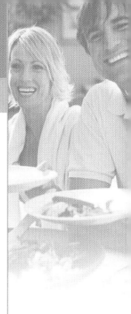

Ejercicio y colesterol

Varios estudios demuestran que el cambio de dieta para controlar el colesterol resulta exitoso tan sólo si también se sigue un programa regular de ejercicio aeróbico.

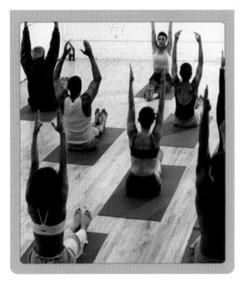

Ante una comida rica en grasas, una sesión de aeróbic de aproximadamente 90 minutos o diferentes sesiones prolongadas a lo largo del día, pueden disminuir nuestros triglicéridos. A pesar de ello, algunos estudios han demostrado que dosificar el ejercicio físico a lo largo del día aumenta la oxidación de las LDL (un proceso que hace que el LDL sea perjudicial para el corazón). De manera que es más aconsejable optar por un programa regular y consistente de ejercicios.

Por supuesto, todo esto debe reconsiderarse en pacientes con problemas cardíacos. Por eso, antes de embarcarnos en cualquier actividad física es aconsejable que consultemos a nuestro médico.

Los deportes aeróbicos regulan eficazmente los niveles de triglicéridos.

Lo mejor es ponerse en marcha

La práctica regular de ejercicios aeróbicos, tales como caminar rápido, el jogging, la natación, la bicicleta, el aeróbic y los deportes de raqueta, constituyen la mejor manera de disminuir los niveles de triglicéridos (las grasas dañinas) y a su vez aumentar los de HDL. Una mejora sustancial en nuestros niveles requiere al menos un año de ejercicio regular. Los expertos recomiendan que se empiece con paseos diarios de 30 minutos. Lo ideal a continuación sería caminar unos 10 kilómetros a la semana.

La actividad física mejora notablemente el rendimiento de nuestro metabolismo.

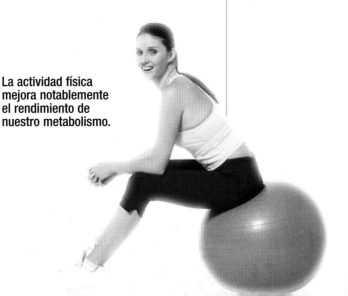

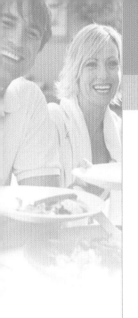

Paso a paso...

Algunas recomendaciones antes de ponerse en marcha:

- El ejercicio físico moderado y realizado de forma regular colabora notablemente en el control de los niveles de colesterol. Acuda al especialista para saber cuál es su situación cardiovascular y cuál es la actividad que más le conviene realizar.

- Es fundamental recordar que no se trata de convertirse en atleta de alta competición ni de lanzarse a un ejercicio extremo sin una preparación anterior. Tenga precaución con las condiciones meteorológicas extremas y cuente siempre con el equipo y el calentamiento previo adecuado.

Modificar los hábitos sedentarios trae beneficios notables para la salud en pocas semanas.

Correr o trotar en lugares abiertos o con gran ventilación mejora notablemente el nivel de endorfinas que produce el organismo.

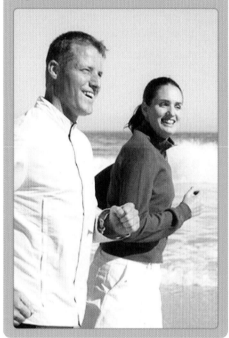

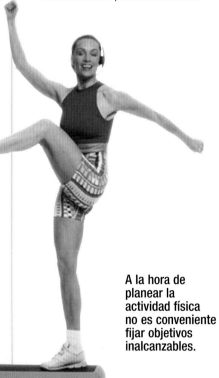

A la hora de planear la actividad física no es conveniente fijar objetivos inalcanzables.

- Caminar, bailar, montar en bicicleta o descansar adecuadamente son opciones perfectamente válidas (si no hay dolencias que lo impidan) para la gran mayoría de los individuos.

- Enseñar a los más pequeños cómo llevar una vida sana con actividades al aire libre, lejos del sedentarismo al que impulsan la computadora, los videojuegos o la televisión. De este modo evitarán la obesidad.

- La práctica de actividad física reduce el estrés y ayuda a abandonar hábitos tan perjudiciales como el tabaquismo o el abuso del alcohol.

Guía práctica para combatir las hiperlipemias

Existen muchas formas de controlar las hiperlipemias. Con la ayuda de una guía que incluya a todos los grupos alimentarios se puede mejorar la calidad de vida.

Conocer para saber

Una vez que somos conscientes de la necesidad de conocer y controlar nuestros niveles de colesterol, y estamos informados sobre la importancia de la dieta y el ejercicio en el mantenimiento de estas cifras en sus niveles saludables, llega la pregunta fundamental: ¿cómo aplicar estos conocimientos en mis hábitos diarios? Ese es el objetivo: descubrir cuáles son los pequeños cambios de comportamiento que nos permitirán prevenir el colesterol y reducir nuestro nivel de riesgo cardiovascular.

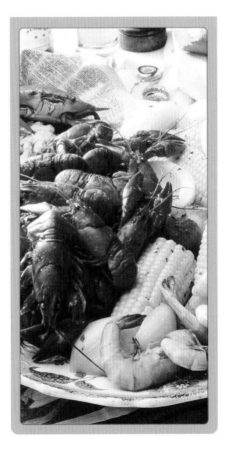

Una dieta baja en colesterol debe ser rica en vegetales, frutas, pescado, cereales y fibra.

Alimentar nuestro corazón

La dieta diaria debe tratar de recuperar la costumbre de la alimentación sana, natural y equilibrada. Lo mejor es aplicar una dieta mediterránea, o sea rica en vegetales, frutas, hortalizas, pescado, cereales y fibra, pobre en grasas saturadas y con un elemento fundamental: el aceite de oliva virgen. Pero siempre existen trabas para llevar adelante esta planificación: el ritmo de vida, el estrés, el aumento del consumo de platos precocidos, alimentos procesados y "comida basura"... Todo ello hace que cada vez se preste menos atención a lo que se ingiere y, lo que es más grave, a las consecuencias que, para nuestra salud, tienen los alimentos que componen nuestra dieta diaria. Por ello conviene recordar que:

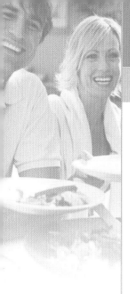

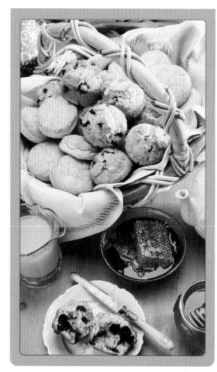

- La compra es el momento clave: una despensa saludable es sinónimo de dieta beneficiosa para el corazón.

- Es necesario prestar más atención al desayuno. La primera y más importante comida del día debe incluir fruta, pan, cereales, leche y derivados, y miel, siempre cuidando de no excederse en las cantidades.

- Es importante educar a nuestros hijos en la necesidad de dotar al organismo de la energía que requiere para la actividad diaria, a través del consumo de productos sanos y no de alimentos "cero" (ricos en calorías pero nulos en nutrientes) como las golosinas, el *fast food* y la pastelería industrial.

- Si es imprescindible comer fuera de casa cada día, hay ciertos trucos que pueden ayudar, como por ejemplo evitar las bebidas gaseosas y el alcohol. No abusar de los platos con exceso de

Elegir alimentos bajos en grasas es el punto de partida para mejorar la salud.

- Nuestra alimentación no empieza en el plato. Nace en una correcta elección de los alimentos y en su adecuada conservación (esto evita el desarrollo de agentes nocivos para la salud).

- Hay que reducir la ingesta de sal y apostar por las especias para aumentar el sabor. Cambiar las grasas saturadas por el aceite de oliva virgen y utilizarlo para sustituir las cremas, salsas y condimentos preparados.

- También es bueno recuperar la tradición del bocadillo frente a los alimentos industriales y adquirir el hábito de retirar las grasas de las carnes.

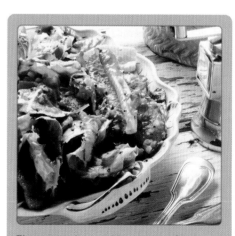

El mayor valor nutritivo y energético de los vegetales se obtiene cuando son procesados para ser consumidos crudos.

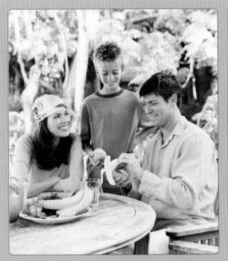

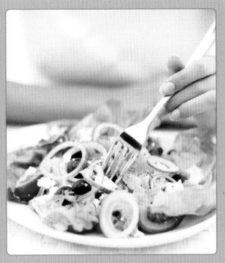

cremas o quesos. Moderar el consumo de sal (especialmente con los aperitivos, ya que suelen ser muy ricos en sodio). Sustituir los postres dulces por la fruta y los jugos. Cuidarse de los alimentos marinados y ahumados, y de los embutidos.

- Es preciso aprender a reconocer y sustituir los alimentos ricos en grasas saturadas, que son los más perjudiciales para nuestra salud (la mantequilla, la leche entera, los quesos curados y los helados con productos lácteos ricos en grasa saturada). La yema del huevo es rica en colesterol pero, en numerosas recetas es posible incluir sólo la clara.

- Debe ser realista. No se pueden cambiar de golpe los propios hábitos y los de la familia. Hágalo de forma gradual y no olvide que la imaginación permite sustituir ingredientes grasos de nuestras recetas sin que el sabor y el aspecto se resientan (pasta con vegetales, legumbres en ensaladas, ensaladas de frutas, especias, guarniciones de verduras, el yogur a cambio de la salsa cremosa, etc).

Sustituir en forma gradual los alimentos perjudiciales para el organismo ayuda a que el paladar se acostumbre al cambio.

Las frutas frescas son una excelente opción para reemplazar a los alimentos con grasa.

El colesterol y los grupos de riesgo

La principal consecuencia del exceso de colesterol en sangre es el desarrollo de enfermedades coronarias y una alteración degenerativa de las arterias llamada aterosclerosis. Sus efectos en el organismo pueden prevenirse teniendo en cuenta cómo se definen los grupos de riesgo.

Relaciones peligrosas

La prevención de las enfermedades cardíacas reduce casi en un 50% el riesgo de padecerlas.

Por su relación directa con las enfermedades cardiovasculares, las hiperlipemias constituyen uno de los trastornos más importantes como objeto de estudio de la medicina actual. Es imposible hablar de alteraciones en los niveles de grasas en sangre y no mencionar las consecuencias adversas que ello acarrea para nuestra salud. Las modernas tecnologías de detección de lípidos han permitido hacernos una idea bastante precisa de la formación de las placas de ateroma y el riesgo cardiovascular que esto conlleva. Este proceso de acumulación de grasa y colesterol en las arterias se vuelve más preocupante en la medida en que son justamente ellas las encargadas de aportar sangre fresca al corazón y al cerebro.

Las tendencias actuales de la medicina occidental se orientan a prevenir la conformación de grupos de riesgo mediante cuidadas dietas y rutinas de ejercicios. Los últimos informes de la Organización Mundial de la Salud (OMS) han arrojado alentadores datos al revelar que la prevención en este tipo de afecciones reduce en casi un 50% la posibilidad de padecerlas. Por tal motivo, este organismo, junto con la Organización Panamericana de la Salud (OPS) se encarga de difundir la importancia de una dieta sana.

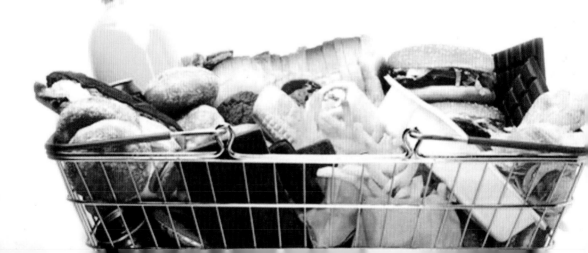

El electrocardiograma permite evaluar la actividad eléctrica del corazón.

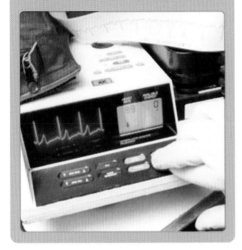

Los grupos de riesgo

Pertenecer a un grupo de riesgo de enfermedades coronarias debido a una mala -o ineficiente- alimentación es un problema que tiene solución. Conocer las características particulares de cada uno de estos grupos es empezar a solucionar el problema.

En principio se debe consultar al médico ante el menor síntoma de cansancio debido a esfuerzos normales (como por ejemplo una agitación anormal ante una breve caminata). Este es uno de los datos más importantes a la hora de detectar las afecciones cardiovasculares. Cuando realizamos un esfuerzo normal, que antes hacíamos todos los días sin ningún problema y ahora nos cuesta seguirlo, podemos estar frente a una alteración en las arterias.

Otra de las señales más frecuentes que presentan las enfermedades del corazón puede ser un fuerte y constante dolor de pecho. Sin embargo, (y este es quizás uno de los puntos más importantes para tener en cuenta) las enfermedades coronarias pueden ser "silenciosas", causando un ataque del corazón sin ninguna clase de señal.

Los síntomas clásicos de un ataque cardíaco son dolor o presión en el pecho que puede irradiarse al brazo, al hombro, al cuello o a la mandíbula. Algunas personas experimentan dolor de abdomen, náusea, falta de aire o dificultad para respirar, palpitaciones o debilidad, sin sentir ningún dolor en el pecho.

Dentro del grupo de personas que no exhiben síntomas, no es necesario un control riguroso, aunque nunca está de más realizar pruebas de detección temprana. Por el contrario si se observa alguna de las señales de los factores de riesgo, no se debe dudar en realizar un electrocardiograma (ECG ó EKG) para evaluar la actividad eléctrica del corazón y determinar con precisión el funcionamiento del mismo.

Las enfermedades coronarias pueden presentar síntomas confusos.

Una mala alimentación puede indicar la pertenencia a un grupo de riesgo.

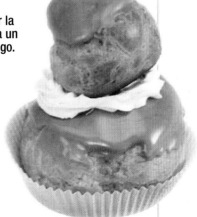

Las cardiopatías

Los trastornos en las arterias coronarias generan las llamadas cardiopatías isquémicas. Aunque sus orígenes no se deban a una única causa, la acumulación de grasas en las arterias sigue siendo el motivo principal de su desarrollo.

La aterosclerosis

La aterosclerosis es un tipo de arteriosclerosis que afecta las arterias coronarias por acumulación de grasas, pudiendo ocasionar obstrucciones mortales.

Las placas de ateroma se forman durante años de acción del colesterol "malo" en las arterias. Su desaparición es, asimismo, un proceso muy largo y lento, y no ocurre con un cambio de dieta. El uso prolongado de medicamentos que reducen las grasas en la sangre puede llegar a favorecer la disminución en el tamaño de las masas de grasas. Sin embargo, para salvar a una persona del riesgo inminente de un infarto, podría ser necesario recurrir a intervenciones quirúrgicas.

> La aterosclerosis aparece como consecuencia de la acumulación de colesterol "malo" en las arterias.

¿Cuáles son sus consecuencias?

Como vimos, las placas de ateroma son depósitos de diversos lípidos que obstruyen total o parcialmente los vasos de las arterias y provocan una falta de riego. Si el problema se localiza en las arterias coronarias, el corazón no recibe el oxígeno y los nutrientes adecuados que le permiten cumplir con su función (contracción y dilatación). En consecuencia, se producen los trastornos coronarios más comunes:

- La angina de pecho.
- El infarto de miocardio.

Por otra parte, si estos trastornos tienen lugar en las arterias cerebrales, son frecuentes las hemorragias y trombosis cerebrales (formación de coágulos). Asimismo, la aterosclerosis provoca aneurismas, es decir dilataciones de un vaso sanguíneo que pueden causar su rotura. Otros factores que facilitan la aparición de ateromas son el consumo de tabaco, la diabetes y la obesidad abdominal.

La angina de pecho

La angina de pecho es un dolor u opresión que surge en el pecho pero que puede extenderse hacia los brazos, el cuello, la mandíbula y la espalda. Aparece al

El exceso de preocupaciones y de estrés pueden ser factores que incrementen la posibilidad de padecer cardiopatías.

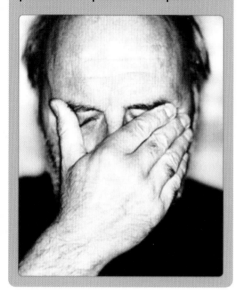

disminuir el riego de la sangre que llega por las arterias coronarias. Ocurre en situaciones que hacen aumentar el trabajo del corazón; por ejemplo, con el ejercicio físico o durante momentos de tensión emocional (estrés) en los que se incrementa la frecuencia de los latidos cardíacos.

Cuando realizamos un ejercicio físico, aumenta el gasto de energía en los músculos; el corazón responde acrecentando el número de contracciones para enviar más cantidad de sangre y compensar la mayor demanda de oxígeno. En una situación de tensión emocional, el corazón incrementa la frecuencia de contracciones a través de estímulos que le llegan desde el cerebro. En ambos casos, necesita recibir más cantidad de oxígeno por medio de las arterias coronarias.

Cuando éstas se encuentran obstruidas y el aporte no es suficiente, se produce un desequilibrio entre la sangre necesaria y la que llega. El dolor debe servir de aviso para detener la actividad física. Cuando cesa el dolor o angina, la zona afectada se restablece y no quedan secuelas.

El infarto de miocardio

Se produce al formarse un coágulo o trombo por coagulación de la sangre en la zona donde previamente estaba obstruida la arteria como producto de aterosclerosis. Cuando la falta de riego sanguíneo se prolonga, mueren las células del músculo cardíaco (miocardio), porque no les llegan alimentos ni oxígeno por la sangre. Normalmente, el infarto duele, aunque hay casos en los que se produce sin

Los deportes ayudan a combatir el exceso de lípidos en sangre.

La angina de pecho ocurre cuando disminuye el flujo de sangre que llega al músculo cardíaco.

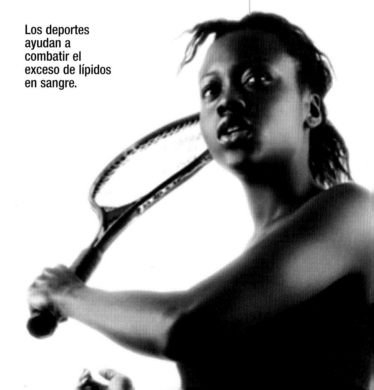

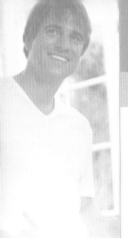

El llamado ataque cardíaco ocurre cuando una de las arterias coronarias que aporta sangre al músculo cardíaco (miocardio) es bloqueada.

El infarto produce un fuerte dolor en el pecho, que se extiende hacia el brazo izquierdo.

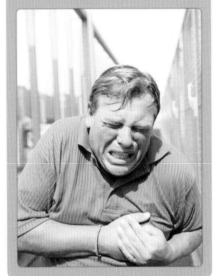

dolor o sin que el dolor sea el primer síntoma. El dolor es muy intenso, como una opresión en el pecho que se extiende con frecuencia hacia el brazo izquierdo o a ambos brazos y al cuello. Cuando el dolor no se debe a un infarto y es muscular o de tipo nervioso, se asemeja a un pinchazo, su localización es diversa y cambiante, y suele manifestarse con menor intensidad.

La aparición de una angina no siempre indica la presencia de una enfermedad coronaria en estado avanzado, pero es un aviso o mensaje que envía nuestro organismo. Por eso, ante estas primeras señales de alerta es preciso consultar rápidamente a un médico. Se trata de un episodio que se presenta con más frecuencia a primeras horas de la mañana, cuando el cuerpo se está preparando para la actividad del día, o durante el trabajo, cuando se halla más excitado debido a la tensión y al estrés. También afecta en mayor medida al hombre, aunque después de la menopausia esta diferencia tiende a desaparecer.

Sabía que...

Existen dos tratamientos principales para las afecciones cardíacas: por un lado, la medicación, y por otro, los procedimientos quirúrgicos que despejan las arterias obstruidas (como por ejemplo la angioplastia). Sin embargo, ninguno de ellos cura de manera total y definitiva las enfermedades cardíacas. Por lo general, sus resultados suelen ser dispares tanto para las mujeres como para los hombres. No obstante, en la actualidad la estrategia que está dando mejores respuestas es la prevención. En la mayoría de los países, los diseños de las nuevas campañas médicas apuntan de forma específica e incisiva a que se valorice exclusivamente el tratamiento preventivo por sobre cualquier otro.

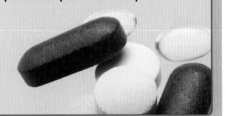

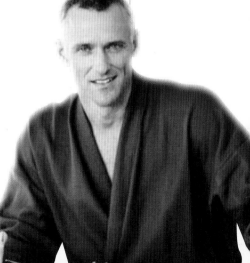

Factores de riesgo cardiovascular

Algunos factores de riesgo cardiovascular que intervienen en forma directa sobre el desarrollo de la afección son inmodificables, como la herencia familiar, la edad, o el sexo. Otros, en cambio, como la obesidad o el tabaquismo, pueden corregirse o compensarse.

El sexo

En general, los hombres tienen más riesgo de padecer enfermedades coronarias que las mujeres. Los ataques cardíacos en personas jóvenes ocurren principalmente entre la población masculina, y aumentan en forma lineal con la edad. Los hombres por debajo de los cincuenta años poseen una mayor predisposición a las afecciones cardiovasculares que las mujeres en el mismo rango de edad (entre tres y cuatro veces más).

Estos índices comienzan a revertirse en las mujeres a partir de la menopausia, los riesgos de contraer enfermedades cardiovasculares son sólo el doble en hombres que en mujeres de igual edad. Esta diferencia radica en la acción del estrógeno, una hormona femenina encargada, entre otras funciones, de regular los ciclos menstruales. Esta hormona disminuye la concentración de colesterol malo (LDL) en grados variables según su relación con la progesterona. Se estima que ésta es una posible razón por la cual las mujeres, en edad de procreación, son menos propensas a las enfermedades cardiovasculares.

La edad

Aunque las enfermedades cardiovasculares no son causa directa del envejecimiento, resultan más comunes entre las personas de edad avanzada. Esto se debe a que las afecciones coronarias son el resultado de un desorden progresivo. Se ha demostrado que, a menudo, la aterosclerosis se inicia a una edad temprana y puede tardar entre 20 y 30 años en llegar al punto donde las arterias coronarias están lo suficientemente bloqueadas como para

Los estrógenos y la progesterona son, como la mayoría de las hormonas, compuestos derivados del colesterol que circulan en la sangre unidos a varias proteínas.

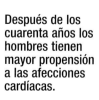

Después de los cuarenta años los hombres tienen mayor propensión a las afecciones cardíacas.

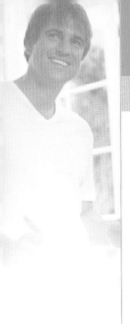

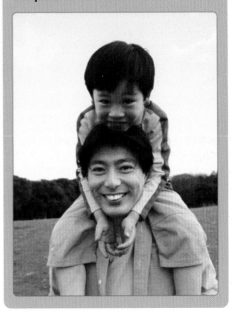

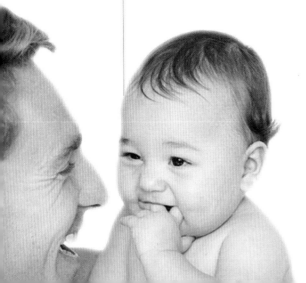

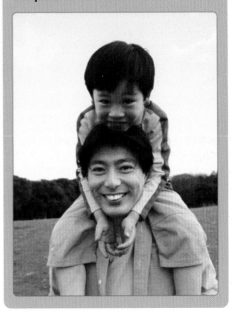

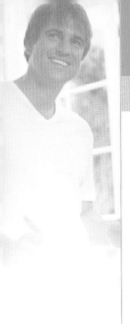

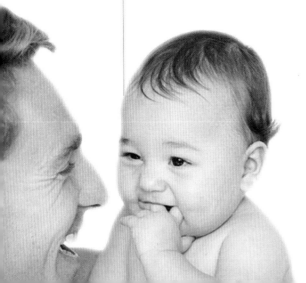

provocar un ataque cardíaco u otros síntomas. Sin embargo, las enfermedades cardiovasculares no son una parte inevitable del envejecimiento, sino la consecuencia de un estilo de vida y de la acumulación de múltiples factores de riesgo. Existen personas con noventa años o más que tienen corazones saludables y vigorosos, así como sociedades en las que los ataques cardíacos son raros entre los muy ancianos.

Los antecedentes familiares

Los hombres con historias familiares de enfermedades cardiovasculares antes de los cincuenta años de edad sufren el riesgo cardíaco de 1,5 a 2 veces más que el resto. Para las mujeres, en cambio, el factor genético influye en menor medida. Al trastorno se lo conoce con el nombre de hipercolesterolemia familiar, y es el fruto de una serie de mutaciones en el gen receptor de las LDL que transportan el colesterol.

No obstante ello, todavía no está muy claro si esta relación entre antecedentes

En las mujeres el factor genético influye en menor medida en el desarrollo de afecciones cardíacas.

Las enfermedades cardiovasculares pueden ser hereditarias. Es por esta razón que, en los casos donde existen antecedentes, conviene hacer chequeos médicos.

familiares de cardiopatías y un mayor riesgo cardiovascular se debe sólo a factores genéticos, o si se trata también de la consecuencia de la transmisión de ciertos hábitos y estilos de vida que se trasladan de padres a hijos.

Niveles de colesterol total y LDL elevados

Todos los estudios realizados al respecto concluyen que las personas consumidoras de grandes cantidades de colesterol y grasas saturadas tienen niveles más altos de colesterol en sangre, así como una incidencia superior de enfermedades coronarias. Los niveles de

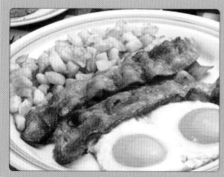

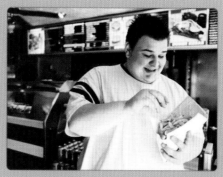

colesterol total y LDL aparecen asociados a la mayoría de los demás factores de riesgo. Los valores de colesterol LDL suelen ser superiores en las personas que padecen de obesidad, y se relacionan también con la diabetes, el hipotiroidismo y los antecedentes familiares de hiperlipemias. Asimismo, personas que realizan ejercicio en forma regular, como corredores o nadadores, suelen mantener un colesterol LDL bajo. Por el contrario, los fumadores tienden a presentar un LDL alto.

Hipertensión arterial

Cuando hay hipertensión, el corazón se ve obligado a trabajar con más esfuerzo, lo que en un período de tiempo suficientemente largo puede provocar un aumento de su volumen y un deterioro en la función de bombeo (deficiencia cardíaca). Por otra parte, parece agravar el proceso de aterosclerosis, posiblemente por el debilitamiento de las paredes arteriales en los lugares de máxima presión, favoreciendo el daño e invasión de colesterol y otros componentes grasos. Las arterias dañadas no pueden entregar suficiente oxígeno a los órganos vitales, en particular al cerebro y al propio corazón.

También se ha comprobado que los valores de colesterol HDL son más bajos cuando existe hipertensión. La hipertensión arterial se ha relacionado desde siempre con la obesidad y el

Los riesgos de contraer hipertensión arterial son mayores en los hombres que en las mujeres.

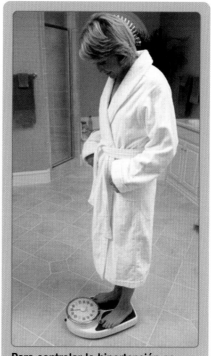

Para controlar la hipertensión es necesario cuidar el peso y la alimentación.

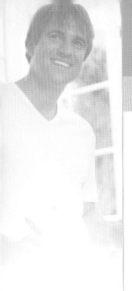

consumo de sodio (principalmente a partir de la sal común o cloruro de sodio). Algunas de las medidas a tomar para combatirla son la reducción de peso, y los cambios en la alimentación y en el ritmo de vida.

El tabaco

Como se ha comprobado, el tabaco aumenta el riesgo de infarto de miocardio. Cualquier exposición al tabaco, incluido el fumador pasivo, incrementa la probabilidad de sufrir problemas cardíacos. Este riesgo tiene relación con el número de cigarrillos, la precocidad del hábito y el tipo de tabaco. Cuando la nicotina (un poderoso estimulante) es inhalada, empieza a actuar de forma casi instantánea, forzando a las glándulas suprarrenales a segregar adrenalina, lo que provoca un aumento del ritmo cardíaco y de la presión de la sangre.

En estas condiciones, el corazón trabaja con más esfuerzo y se deteriora más rápidamente. Además, provoca la adición de plaquetas (las plaquetas tienden a reunirse y formar coágulos).

El tabaco produce una combinación de niveles incrementados de adrenalina, ritmo cardíaco acelerado, elevación de la presión sanguínea, falta de oxigenación de las células y daños en las paredes de las arterias.

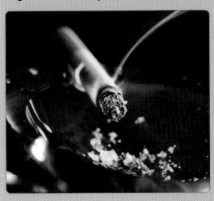

Las personas que fuman obligan a su organismo a trabajar mucho más.

Por otra parte, el monóxido de carbono, un gas inodoro, que constituye del 1 al 5% del humo del tabaco, tiene una gran afinidad con la hemoglobina, la molécula de los glóbulos rojos que transporta el oxígeno. Cuando el monóxido de carbono pasa a los pulmones, como ocurre cuando se fuma, compite con el oxígeno para unirse con la hemoglobina y, como consecuencia de su mayor atracción por ésta, normalmente se impone y desplaza al oxígeno. El monóxido de carbono también puede causar daños degenerativos en el propio músculo del corazón y modificar las paredes de los vasos sanguíneos, haciéndolas más susceptibles de acumular colesterol y otros depósitos grasos. Diversos estudios han demostrado que los fumadores poseen niveles de colesterol LDL más elevados y que una vez que abandonan el hábito de fumar, pueden aumentar sus niveles de colesterol HDL en un 10%, con lo cual reducen el riesgo de sufrir enfermedades cardíacas. Cinco años después de haber abandonado el cigarrillo se iguala el riesgo de padecer infartos de miocardio respecto de los no fumadores.

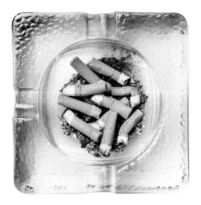

Diabetes Mellitus

Esta enfermedad aumenta notablemente el riesgo de sufrir ataques cardíacos y otras afecciones cardiovasculares. Las personas con diabetes mal controlada tienden a presentar muchas complicaciones relacionadas, entre las que se incluye concentración de lípidos en sangre, problemas coronarios, hipertensión y otros desórdenes circulatorios. Esto afecta tanto a las grandes arterias, generando aterosclerosis, como a los pequeños vasos sanguíneos, provocando hemorragias en los ojos y extremidades, o lo que es más grave, en el cerebro.

La mayoría de los expertos en diabetes opina que el riesgo de estas complicaciones puede reducirse si se mantienen niveles normales de azúcar en sangre. Esto requiere atención cuidadosa en la dieta y hacer ejercicio en forma regular. En pacientes con tratamiento de insulina, es necesaria una supervisión responsable para asegurar las dosis apropiadas. No fumar, controlar la hipertensión y los lípidos en sangre es doblemente importante para los pacientes diabéticos.

Obesidad

Cuando la obesidad es severa empeora la angina de pecho, la hipertensión, el colesterol, la diabetes y disminuye el tiempo de vida. Es un factor de riesgo importante en los menores de cincuenta años, ya que ocasiona más hipertensión, insuficiencia cardíaca y alteraciones cardiovasculares. Todos los obesos tienen mayor riesgo cardiovascular, especialmente cuando son hipertensos. Por otra parte, los jóvenes no diabéticos que son obesos

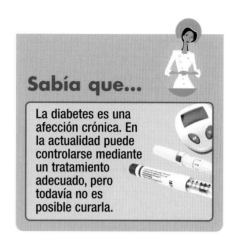

Sabía que...

La diabetes es una afección crónica. En la actualidad puede controlarse mediante un tratamiento adecuado, pero todavía no es posible curarla.

muestran mayor nivel de glucosa y más lípidos en sangre. En particular, cabe destacar que la obesidad conocida con el nombre de androide (ver pág 36) está fuertemente asociada a los trastornos mencionados, incluida una enfermedad degenerativa llamada hipertrofia ventricular izquierda (engrosamiento anormal del lado izquierdo del corazón).

Siendo la obesidad de este tipo, resulta primordial una dieta mucho más reducida en el aporte de grasas o lípidos, a fin de disminuir el riesgo de enfermedad cardiovascular. El ejercicio físico no puede dejarse de lado en estos casos.

La diabetes *Mellitus* es una enfermedad crónica que se caracteriza por la acumulación de glucosa (azúcar) en la sangre.

La obesidad es un factor de riesgo en personas menores de cincuenta años.

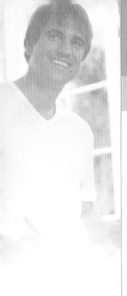

Para cualquier grado de obesidad, el aporte de energía de la dieta debe ser tal que se adapte a la condición, actividad y objetivo de peso ideal. Si esto implica una dieta baja en calorías, ésta debe ser equilibrada, con suficiente aporte de proteínas, vitaminas y minerales. La pérdida de peso se debe conseguir en forma progresiva y moderada.

Tipos de obesidad

La obesidad moderada se encuentra asociada con otros factores de riesgo para el corazón y los vasos sanguíneos: la diabetes y la hipertensión.

Existen dos tipos diferentes que se agrupan por el patrón de distribución de grasa en el cuerpo:

Obesidad androide o central:

- El exceso de grasas se localiza preferentemente en la cara, el tórax y el abdomen.

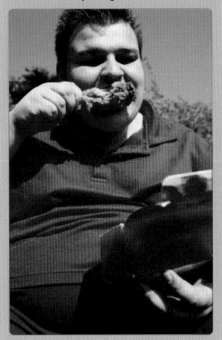

Las personas con tendencia a engordar deben regular la cantidad y calidad de los alimentos que ingieren.

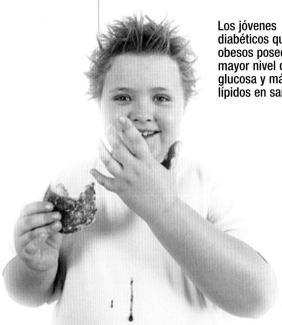

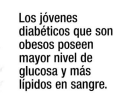

Los jóvenes diabéticos que son obesos poseen mayor nivel de glucosa y más lípidos en sangre.

- El cociente cintura/cadera es una determinación sencilla y muy útil, aceptado como un buen indicador de la obesidad androide.

- Se calcula dividiendo el perímetro de la cintura por el de la cadera.

- Según diversos estudios, se considerará obesidad androide si la cifra es superior a 0,9 en el caso de la mujer, o bien si es mayor que 1 en el varón.

- Se asocia a un alto riesgo de cardiopatía isquémica y, en general, con hiperlipemias, diabetes, enfermedad cardiovascular y mortalidad mayor.

Sabía que...

El uso energético de las calorías varía considerablemente entre una persona y otra. Algunos individuos poseen organismos más eficientes para utilizar las calorías, que son las encargadas de mantener la temperatura corporal y llevar a cabo los procesos metabólicos necesarios.

Obesidad ginecoide o periférica:

- La grasa se acumula principalmente en la cadera y los muslos.

- En ocasiones, la distribución de la grasa no tiene ningún predominio claro y hablamos de obesidad de distribución homogénea.

- Esta distribución se relaciona con problemas de várices en las extremidades inferiores y artrosis de rodilla.

- En algunos casos, aunque con poca frecuencia, este tipo de obesidad puede

ser secundaria a una serie de enfermedades endocrinológicas, es decir de origen glandular (síndromes endocrinológicos, hipotiroidismo).

Diferencias:

En la obesidad androide, la mayor parte de la grasa tiene una distribución intraabdominal (entre los músculos del abdomen) mientras que en la obesidad ginecoide la grasa es mayoritariamente subcutánea (por debajo de la piel) a la altura de las caderas. Esta diferencia implica un mayor riesgo de enfermedades cardiovasculares en la obesidad androide, ya que la grasa intraabdominal se moviliza mucho más fácilmente que la subcutánea.

Cuando los depósitos grasos se movilizan, aumentan los ácidos grasos en la sangre, y el hígado produce una mayor cantidad de triglicéridos y colesterol que pasan al torrente sanguíneo. Las consecuencias de la obesidad y el sobrepeso son numerosas, desde un mayor riesgo de mortalidad a varias dolencias debilitantes y psicológicas.

La obesidad expone al individuo a elevados niveles de colesterol en sangre.

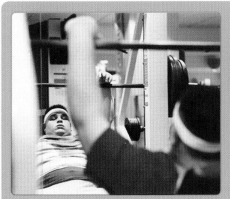
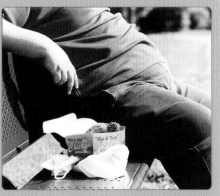

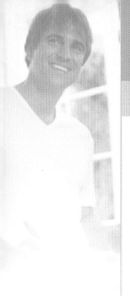

El colesterol en la mujer y el niño

Si bien las mujeres y los niños no constituyen el grupo más expuesto a las afecciones coronarias, es necesario tomar ciertas medidas de precaución.

Un poco de historia

Recientes investigaciones revelaron que tras la menopausia existe igual propensión hacia los problemas cardíacos tanto en el hombre como en la mujer.

Hasta hace varias décadas se pensaba -erróneamente- que el sexo femenino no era candidato a sufrir un episodio cardiovascular. Los estudios de mortalidad incluían a escasas mujeres. Además, algunas investigaciones mencionaban que los estrógenos, las hormonas femeninas, ejercían un papel "protector" en la salud cardiovascular de la mujer.

Sin embargo, los estudios y estadísticas más recientes descubrieron que, tras la menopausia, los índices de enfermedad coronaria y ataque cerebral se incrementaban hasta tal punto que la mortalidad superaba la producida por otro tipo de enfermedades, como el cáncer de mama.

Iguales a los hombres

Los últimos estudios apuntan que una de cada ocho mujeres por encima de los cuarenta y cinco años padece un problema cardiovascular y que la mortalidad por su causa se iguala, a partir de los setenta y cinco años, a la que se registra en la población masculina. Así, entre las mujeres cobra especial importancia la información y la conciencia de la prevención de las enfermedades cardiovasculares en general, y del control de las cifras de colesterol en particular. Hay dos momentos fundamentales en los que la mujer tiene que tomar aún mayor conciencia sobre la importancia de controlar sus niveles de colesterol: embarazo y menopausia.

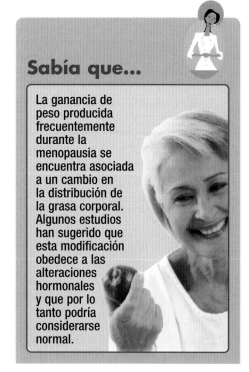

Sabía que...

La ganancia de peso producida frecuentemente durante la menopausia se encuentra asociada a un cambio en la distribución de la grasa corporal. Algunos estudios han sugerido que esta modificación obedece a las alteraciones hormonales y que por lo tanto podría considerarse normal.

El incremento hormonal característico del período de gestación eleva el nivel de grasas.

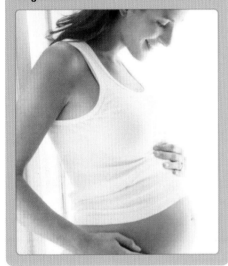

¿Qué sucede durante el embarazo?

Se generan aumentos moderados de colesterol total, triglicéridos y lipoproteínas VLDL, LDL y HDL. Estas alteraciones se deben principalmente al incremento de los estrógenos, que se producen en la gestación y se normalizan en el posparto. Sin embargo, las pacientes que tienen hipercolesterolemia e hipertrigliceridemia previas al embarazo pueden sufrir un aumento de ambas durante el proceso de gestación.

Algunas consideraciones actuales

Debemos buscar la clave de la prevención en una suma muy simple: información más conciencia del problema. Algunos apuntes que vale tener en cuenta:

- Durante el embarazo suele ser normal la alteración de los niveles lipídicos en sangre. Un buen control de las cifras y un cuidado aún mayor si se trata de pacientes con hiperlipemias previas sería el primer paso a seguir.

- En lo que a la menopausia se refiere, es un hecho probado que se producen alteraciones en las cantidades de lípidos relacionadas con el descenso de los estrógenos: se eleva el colesterol total y LDL y disminuye el HDL.

- Una de las opciones barajadas por los especialistas en esta fase de la vida femenina es la Terapia Hormonal Sustitutoria (estrógenos y progesterona) o la Terapia Hormonal de Estrógenos.

- Con ellas se consigue reducir las molestias habituales de la menopausia y prevenir la osteoporosis. Hay estudios que revelan la producción de un descenso moderado del colesterol total y un aumento ligero del HDL.

Es normal que durante el embarazo se incrementen los niveles de lípidos en sangre.

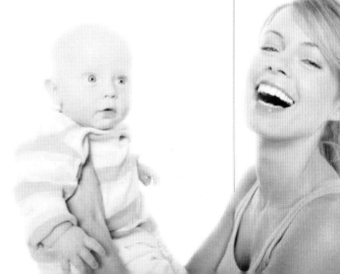

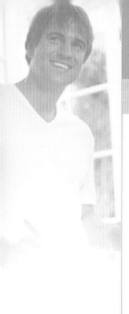

- Sin embargo, debe ser siempre el especialista quien determine su empleo, ya que existen casos para los que su uso podría implicar riesgos, sólo valorables en su justa medida por el médico. Estos casos estarían representados, en líneas generales, por las mujeres con enfermedad coronaria, obesidad severa, diabetes, hipertensión e historial familiar de infarto cerebral, cáncer de mama o trombosis.

- Exprese a su médico todas sus dudas. Él le aconsejará sobre cómo mejorar sus niveles de colesterol.

¿Cómo afecta a niños y adolescentes?

El riesgo de aumento de colesterol en niños se ha visto impulsado y favorecido por el empeoramiento de la alimentación y los hábitos de vida de las nuevas generaciones. Las dietas desequilibradas y el sedentarismo no sólo afectan a los adultos. Cada día se revelan más casos de niños con cifras

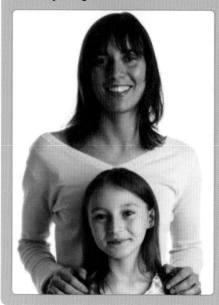

En general los niños no son afectados en gran medida por el colesterol, aunque es importante que lleven una dieta baja en grasas.

La elevación del colesterol en los niños puede obedecer a hábitos dietéticos inadecuados.

de colesterol elevado y todo apunta al abuso de los productos industriales, la comida basura y a los hábitos sedentarios de ocio. Esto es lo que deberíamos considerar para nuestros hijos:

- Los niños necesitan realizar una alimentación equilibrada y practicar ejercicio físico regular para crecer sanos.

- La clave reside en una alimentación moderada y en tomar conciencia sobre la necesidad de hacer costumbre los hábitos más saludables para el corazón.

- En líneas generales, la cifra de colesterol aceptable entre los niños y adolescentes entre dos y diecinueve años estaría por debajo de 170 mg/dl, entraría en una frontera límite entre los 170 y los 199 mg/dl y sería claramente elevada cuando superara los 200.

Prevención y cuidado

Se sabe con certeza que la obesidad en el adulto se inicia durante la niñez a raíz de una serie de prácticas estrechamente relacionadas con la mala alimentación. Algunos de estos hábitos se dan, por ejemplo, en el proceso de destete. Suele suceder que el uso prolongado del biberón retarda el tiempo natural de maduración en el bebé generando trastornos y complicaciones. Además, es importante organizar rigurosamente los tiempos de alimentación y refrigerios para que los niños no coman constantemente. El uso de los alimentos como premio o castigo es otra de las grandes causas que pueden traer complicaciones posteriores.

Sabía que...

Si un niño tiene sobrepeso, se recomienda hablar con su pediatra, ya que es la persona más indicada para determinar si está teniendo problemas de alimentación. Los médicos consideran el peso y la estatura del niño para saber si está dentro de un rango saludable, tienen en cuenta su edad y sus patrones de desarrollo. La evaluación del sobrepeso en la infancia es una forma de prevenir futuros problemas.

Una de las principales claves para prevenir la obesidad en los niños consiste en desarrollar una buena educación alimenticia.

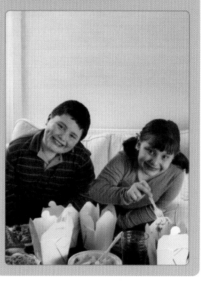

En general, la introducción de modas alimenticias mal diseñadas (como por ejemplo, el estímulo del uso de golosinas o el abuso de fritos) que se realiza con el niño a temprana edad, suele acarrear otra tanda de problemas. Se conoce que el sobrepeso en el adolescente persiste en el adulto joven, e influye en factores de riesgo múltiples para la enfermedad coronaria. La obesidad se acompaña de hipertensión y de alteraciones en el colesterol.

Sin embargo, no todo son malas noticias. El incremento de frutas y vegetales en la dieta de los niños disminuye los factores de riesgo en el adulto, y la intervención dietética por parte de los padres de niños preescolares, educándolos adecuadamente, es altamente efectiva.

Si los problemas de obesidad infantil no se tratan debidamente, pueden prolongarse durante la adolescencia.

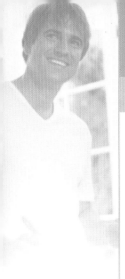

El peligro del estrés

El estrés no aumenta directamente el colesterol en sangre, pero afecta la salud de las arterias. Estos son algunos consejos prácticos para evitarlo.

La exposición prolongada a situaciones de estrés puede causar serios daños al sistema circulatorio.

Estrés e hiperlipemia

El estrés por sí mismo produce la vasoconstricción o disminución del calibre de los vasos sanguíneos y aumenta la posibilidad de formación de coágulos en las arterias del corazón. Juega un rol importante en el "desgaste" de las arterias coronarias, junto con la hipertensión. Por ese motivo es recomendable realizar ejercicios de relajación y todas aquellas actividades que nos ayuden a superar los conflictos personales.

Aquí proponemos algunos ejemplos:

- Encontrar algún tipo de hobby o afición que ayude a tener interés por la vida y evitar el estado de desmotivación total relacionado con situaciones de elevado estrés personal.

- Evitar "esconderse en uno mismo". Es mejor generar vínculos sociales con otras personas que puedan tener problemas similares o que sean capaces de escuchar al afectado. Una buena relación familiar es muy importante para afrontar el problema.

- Realizar algún ejercicio físico de acuerdo con nuestras posibilidades nos hará sentir mejor.

- Incorporar una actitud diferente con respecto al estilo de vida anterior. La sociedad actual impone una serie de metas tan ideales que debemos tener una actitud más reflexiva frente a ellas.

- Los masajes o los baños de plantas relajantes en agua fresca resultan a veces muy útiles para distender el cuerpo tensionado por una situación de estrés.

- Adoptar algún método de terapia alternativa, como masajes, ejercicios respiratorios o cintas de relajación, puede servir no solamente para aflojar nuestro cuerpo, sino también para dirigir nuestra mente hacia pensamientos más positivos.

Un adecuado descanso reduce las posibilidades de que el cuerpo se estrese.

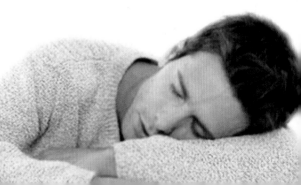

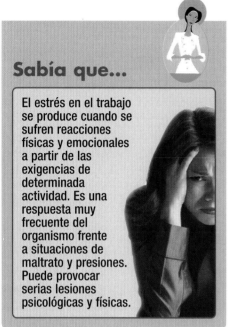

Sabía que...

El estrés en el trabajo se produce cuando se sufren reacciones físicas y emocionales a partir de las exigencias de determinada actividad. Es una respuesta muy frecuente del organismo frente a situaciones de maltrato y presiones. Puede provocar serias lesiones psicológicas y físicas.

• Una dieta rica en alimentos naturales, sobre todo con propiedades antioxidantes, o que contenga vitamina B o magnesio, puede ayudar a superar el estrés.

El estrés y la personalidad

El tipo de personalidad y la capacidad para manejar el estrés se han considerado desde siempre importantes factores para la salud. Algunos estudios epidemiológicos llevados a cabo durante los últimos 30 años, han encontrado que las personalidades de tipo A (personas que sobrerreaccionan incluso a los menores estímulos, que tienden a comportarse con un elevado sentido de urgencia en el tiempo y de ambición y que son frecuentemente agresivos, hostiles o compulsivos) sufren una incidencia de ataques al corazón superior a aquellos

con personalidad del tipo B (más calmados y tolerantes). Otros estudios han demostrado que la supervivencia de los individuos con personalidad tipo B es superior a la de los de tipo A.

Los efectos del estrés en el sistema cardiovascular son similares a los producidos por una personalidad tipo A: cantidad excesiva de hormonas adrenales, elevación de la presión sanguínea y del ritmo cardíaco y síntomas cardiovasculares como palpitaciones o dolor de pecho.

Si estas situaciones de estrés sólo se presentan ocasionalmente, no es probable que se produzca enfermedad cardiovascular ni daños permanentes, pero la exposición prolongada a situaciones de estrés unida a otros factores de riesgo puede causar serios daños al sistema cardiovascular.

El estrés es una respuesta del organismo ante situaciones de peligro y tensión emocional.

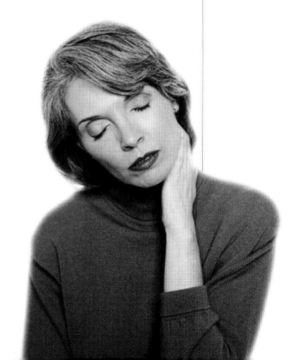

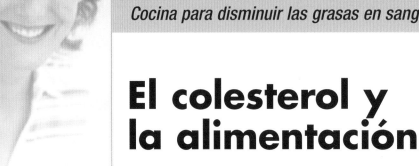

El colesterol y la alimentación

Conocer el tipo de grasas que contienen los alimentos y el modo en que interactúan con las del organismo es fundamental al momento de evitar el desarrollo de trastornos cardiovasculares.

La mayoría de los alimentos contienen diferentes nutrientes que ayudan a controlar los triglicéridos.

Acerca de las grasas

De todos los nutrientes que componen los alimentos (hidratos de carbono, proteínas, sales minerales y vitaminas), las grasas representan nuestra principal fuente de energía. Ahora veremos qué tipo de grasas podemos encontrar en los alimentos, qué pasa cuando son digeridas y absorbidas por nuestro organismo, y por qué unas resultan mejores o peores que otras. Pero antes de hablar de grasas en los alimentos, mencionaremos sus componentes estructurales más importantes.

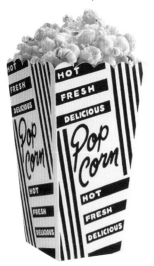

Los componentes

La mayor proporción de la grasa que ingerimos está compuesta por triglicéridos, aunque también nos encontramos con una combinación de ácidos grasos saturados e insaturados. Éstos son elementos constituidos esencialmente por carbono e hidrógeno, que aportan energía pero que al mismo tiempo resultan esenciales para la estructura de órganos y tejidos, y para la síntesis de hormonas y neurotransmisores.

Los ácidos grasos saturados son aquellos que en su estructura molecular poseen una cadena de carbonos constituida sólo por enlaces simples, y sus posibilidades de combinarse con otras moléculas están limitadas porque todos sus puntos de enlace están ya ocupados o "saturados". Son los más difíciles de utilizar por el organismo (generalmente sólidos a temperatura ambiente), y los que más daño causan. Por otro lado, entre los ácidos grasos insaturados se pueden distinguir los poliinsaturados de los monoinsaturados. Ambos son los más saludables para nuestro organismo.

Las grasas de nuestra dieta también contienen vitaminas (A, D y E) y sustancias como los fosfolípidos, que incluyen fósforo

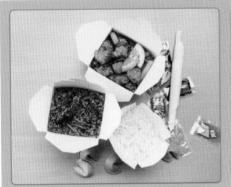
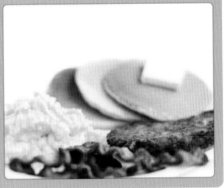

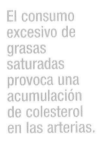

en sus moléculas. Entre otras cosas, forman las membranas de nuestras células y actúan como "detergentes biológicos", absorbiendo los excesos de grasas. Y no podemos olvidar al colesterol, sustancia indispensable en el metabolismo porque forma parte de la zona intermedia de las membranas celulares e interviene en la síntesis de las hormonas, pero nos provoca daño cuando se encuentra en exceso.

Grasas esenciales

Los lípidos, conjuntamente con los carbohidratos representan la mayor fuente de energía para el organismo. Los esenciales, aquellos que el organismo no puede sintetizar, son: el ácido linoleico y el linolénico, aunque normalmente no se encuentran ausentes del organismo ya que están contenidos en carnes, fiambres, pescados, huevos, etc.

Los bioquímicos los consideran sustancias apolares y por ello son insolubles en agua. Esta apolaridad se debe a que sus moléculas tienen muchos átomos de carbono e hidrógeno unidos de modo covalente puro (que comparten electrones)

y por lo tanto no forman dipolos (cargas eléctricas iguales y opuestas) que interactúen con el agua.

En términos generales llamamos aceites a los triglicéridos de origen vegetal, y corresponden a derivados que contienen ácidos grasos predominantemente insaturados por lo que son líquidos a temperatura ambiente (aceites vegetales de cocina y pescados).

En el caso de las grasas, están compuestas por triglicéridos de origen animal constituidos por ácidos grasos saturados, sólidos a temperatura ambiente (manteca, grasa, piel de pollo, en general: en lácteos, carnes, chocolate, palta y coco).

El consumo excesivo de grasas saturadas provoca una acumulación de colesterol en las arterias.

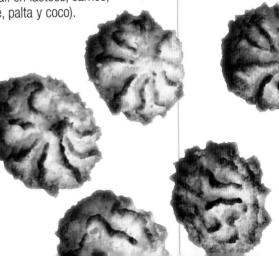

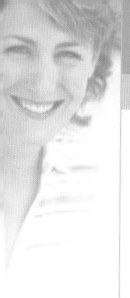

Las grasas de los alimentos

Las grasas de los alimentos influyen sobre las que circulan en el organismo. En el caso de las hiperlipemias, el tipo de alimentación es quizá el factor de riesgo sobre el que puede ejercerse el mayor y más efectivo control.

La cantidad de grasa ingerida puede ser controlada conociendo la composición de los alimentos.

Tipos de grasas

Antes de conocer por qué las diferencias de las grasas presentes en nuestra alimentación afectan a nuestra salud, tendremos que hacer primero un recorrido por el mundo del metabolismo lipídico.

Repasemos los tipos de grasas y nutrientes presentes en los alimentos que actúan sobre el metabolismo:

- Colesterol.
- Ácidos grasos monoinsaturados.
- Ácidos grasos poliinsaturados.
- Ácidos grasos saturados.
- Ácidos grasos trans.
- Vitaminas antioxidantes (que colaboran para evitar la oxidación de lipoproteínas LDL).
- Fibra (en algunos alimentos cumple un rol importante al disminuir la absorción del colesterol que ingerimos con las comidas).

Hablemos del colesterol

A pesar del temor que nos infunde, el colesterol presente en los alimentos no es tan peligroso como el que circula por

Sabía que...

La Organización Panamericana de la Salud (OPS) recomienda que las grasas no deben representar más de un 25 ó 30% del total de calorías esenciales consumidas a diario.
Por tal motivo, este organismo internacional de salud pública aconseja a través de sus programas de salud la conveniencia de incorporar calorías mediante una dieta de tipo mediterránea, que incluya pescados magros, aves, cortes magros de carne vacuna, productos lácteos descremados y aceites vegetales.

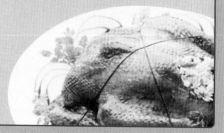

nuestras venas. En numerosos experimentos con diferentes especies de animales se encontró que el colesterol de la dieta resultaba ser altamente aterogénico (formador de placas de ateroma en las arterias). Por este motivo, se pensó que en los humanos ocurriría lo mismo.

Sin embargo, los humanos, en general, no somos tan sensibles al colesterol de la dieta como otras especies de animales, y hoy en día tenemos la evidencia de que el colesterol ingerido influye bastante menos sobre el aumento de colesterol en sangre (el realmente peligroso) que el consumo de grasas saturadas. Esto se debe a que la absorción del colesterol en el intestino humano está limitada a un 40 ó 50% de lo ingerido, con amplias diferencias entre unos individuos y otros, determinadas por factores genéticos.

Los ácidos grasos monoinsaturados

El principal representante de los ácidos grasos monoinsaturados en nuestros alimentos es el ácido oleico, que se encuentra en todas las grasas animales y aceites vegetales, especialmente en el aceite de oliva.

Durante muchos años, el interés sobre los ácidos grasos de la dieta se ha centrado en las proporciones entre ácidos grasos saturados y poliinsaturados. Los ácidos grasos monoinsaturados fueron ignorados en los estudios por mucho tiempo.

En diversas investigaciones se demostró que un alto consumo de monoinsaturados derivados del aceite

Algunos componentes alimenticios ricos en fibra vegetal reducen la absorción del colesterol.

Clasificación de los alimentos según su contenido de colesterol

Alimentos ricos en colesterol	Alimentos con moderado contenido de colesterol	Alimentos que no contienen colesterol
Vísceras: hígado, seso, riñones, chorizos, achuras. Embutidos y fiambres. Huevo entero. Yema de huevo. Mantequilla. Quesos duros. Mayonesa. Crema de leche. Chocolate. Piel de pollo. Carnes con alto contenido de grasa: cerdo, cordero, bovino. Dulce de leche. Helado de crema.	Carnes magras: bovino, ave y pescado. Lácteos enteros. Quesos untables. Galletas de agua de bajo tenor graso.	Frutas frescas. Verduras frescas. Aceites crudos. Cereales integrales. Legumbres.

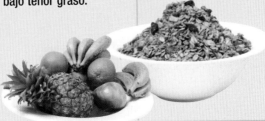

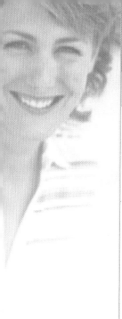

de oliva acarreaba niveles bajos de colesterol e incidía en la reducción de las enfermedades cardiovasculares.

Estudios bastante recientes han demostrado que al sustituir las grasas saturadas por monoinsaturadas no sólo no se reduce el colesterol bueno HDL, sino que incluso se acrecienta. También se ha comprobado que se aumenta la concentración de apolipoproteína A-I, a la que se le atribuye un importante papel antiaterogénico (contra la formación de placas de ateroma).

Ácidos grasos monoinsaturados

Aceite de oliva. Aceite de canola. Aceite de soja. Frutas secas. Aceitunas. Palta.

En resumen, las dietas ricas en ácidos grasos monoinsaturados son las más favorables para la prevención de las enfermedades cardiovasculares. Los ácidos grasos monoinsaturados son grasas, generalmente líquidas a temperatura ambiente, que logran disminuir el colesterol malo (LDL).

Una alimentación rica en grasas saturadas debe reemplazarse rápidamente por una dieta más equilibrada.

Cantidad de colesterol por alimento y cantidad tolerada de colesterol

Alimento	Colesterol (en mg/100 gr)	Cantidad tolerada
Sesos	2,195	14
Yema de huevo	1,281	23
Hígado	309	97
Grasa de carne	300	100
Mantequilla	219	137
Queso gruyère	110	273
Langosta	95	316
Carne de ternera	83	361
Lomo de cerdo	72	417
Embutidos de cerdo	68	441
Pollo, cordero	68	441
Bacalao	55	545
Ostras	50	600
Leche entera	13,6	2,206
Yogur no descremado	12,7	2,362
Leche parcialmente descremada	7,5	4,000
Leche descremada	2	15,000
Fruta	0	-
Cereales	0	-
Hortalizas	0	-

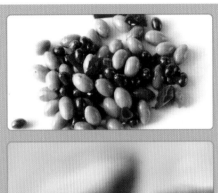

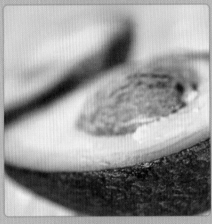

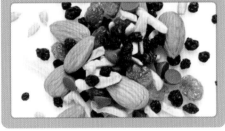

También reducen el colesterol HDL, lo cual no es deseable para una máxima protección frente a las enfermedades cardiovasculares.

¿Qué son los ácidos grasos Omega 6?

Son un tipo de ácido graso poliinsaturado que se encuentra fundamentalmente en los aceites vegetales de semillas (maíz, soja, girasol, etc.). Poseen la virtud de que, una vez metabolizados y si el cuerpo presenta las condiciones adecuadas, se convierten en prostaglandinas (sustancias parecidas a las hormonas y presentes en casi todos los órganos).

Estos ácidos grasos, entre otras cosas, regulan el flujo de sustancias dentro y fuera de las células, reducen la formación de plaquetas, bajan la presión sanguínea y el colesterol.

Si se consumen habitualmente es posible alejar riesgos para la salud tales como afecciones nerviosas, formaciones cancerígenas y problemas del riñón.

Los ácidos grasos poliinsaturados deben ser aportados por la dieta.

Los ácidos grasos poliinsaturados

Estos ácidos grasos no pueden ser sintetizados por el organismo humano y sin embargo son esenciales, por lo que deben ser aportados por la dieta. Se clasifican en ácidos grasos w-3 (Omega 3) y w-6 (Omega 6) según la posición de su estructura molecular. Los ácidos grasos poliinsaturados disminuyen el colesterol total y LDL cuando reemplazan en la dieta a las grasas saturadas.

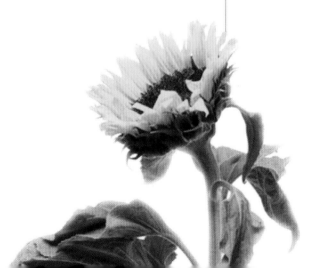

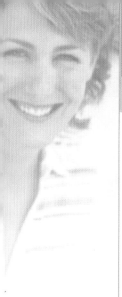

Sabía que...

Eliminar el aceite de la dieta es un error aunque se tenga sobrepeso. Consumir diariamente aceites de diferente tipo, en forma moderada y en crudo (sin freír, o calentar), representa una buena opción para aportar al organismo vitamina E y antioxidantes.

¿Qué son los ácidos grasos Omega 3?

Son un tipo de ácido graso poliinsaturado que se encuentra en pequeñas cantidades en algunos aceites vegetales, pero se hallan principalmente en los animales marinos (pescados y mariscos).

En los aceites marinos se encuentran dos subtipos de ácidos muy importantes: el ácido Eicosapentanoico (EPA) y el ácido Docosahexanoico (DHA).

El DHA es muy importante para el desarrollo cerebral y la visión del niño

W-6

Aceites vegetales de maíz y girasol. Semillas, granos y sus derivados. Carnes. También existen productos fortificados con estas grasas, como leches fluidas y en polvo.

La acumulación de grasas no siempre es negativa para el organismo porque constituye la reserva de energía y evita la pérdida de calor.

desde su gestación. El EPA nos protege de las enfermedades del corazón porque ayuda a disminuir los triglicéridos en la sangre y evita la formación de coágulos y placas en las arterias.

En todas las etapas de la vida es importante el consumo de ácidos grasos tipo omega 3. El DHA se recomienda especialmente para los niños y el EPA, para los adultos.

¿Qué otros beneficios proporcionan los Omega 3?

Por si todo esto fuera poco, se ha comprobado también que este tipo de grasas baja la presión arterial y disminuye la viscosidad sanguínea. Estos son los motivos por los que siempre se recomienda aumentar el consumo de pescado en lugar de otro tipo de carnes y otras clases de alimentos de origen animal: para reducir el riesgo de hiperlipemias y enfermedades cardiovasculares.

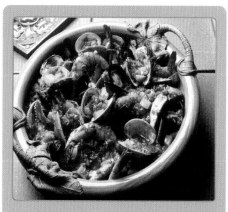

Los pescados y mariscos son ricos en ácido graso Omega 3, beneficioso para controlar la presión arterial.

Ácidos grasos saturados

Todas las grasas animales son altamente saturadas, excepto las del pescado y los mariscos, que son poliinsaturadas.

Algunas grasas vegetales, como el aceite de coco y el de palma, son muy ricas en ácidos grasos saturados. En numerosos estudios se ha comprobado que la ingesta de grasas saturadas aumenta los niveles de colesterol en sangre, especialmente los de la fracción LDL.

Aunque el mecanismo por el que este aumento se produce no está del todo esclarecido, parece ser que los ácidos grasos saturados enriquecen los fosfolípidos (ácidos grasos modificados) de la membrana celular, interfiriendo con la función normal de los receptores del colesterol LDL y disminuyendo de esta forma la absorción de las LDL por las células. Al reducirse la eliminación de las LDL, su concentración en la sangre es mayor.

Ácidos grasos saturados

Carnes vacunas con mucho contenido de grasa. Carnes de cordero y cerdo. Mantequilla. Chocolate. Piel de pollo. Aceite de coco y palma. Grasa de vaca o cerdo.

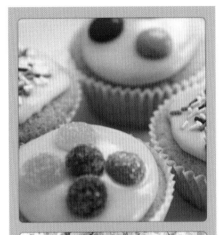

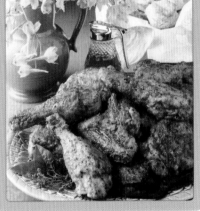

Un balance adecuado en el consumo de los ácidos grasos Omega 6 y Omega 3 disminuye el riesgo de contraer enfermedades cardíacas, alergias, inflamaciones y algunos tipos de cáncer.

¿Cómo nos afectan los ácidos grasos saturados?

Hay diferentes tipos de ácidos grasos saturados. Algunos de ellos, como el ácido palmítico y el ácido mirístico, presentes en los alimentos de origen animal y la mantequilla, incrementan los niveles de colesterol total y LDL cuando sustituyen en la dieta a los hidratos de carbono. Lo recomendable es evitar los alimentos con mucho contenido de ácidos grasos saturados, en particular si ya sufre de hipercolesterolemia y/o hipertrigliceridemia.

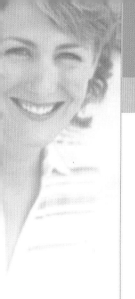

Ácidos grasos trans

Los ácidos grasos trans han sido los últimos actores que han aparecido en el escenario del debate anticolesterol. Son utilizados por la industria alimentaria para la producción de grasas vegetales sólidas, sobre todo en las margarinas. El efecto de los ácidos grasos trans sobre los lípidos y lipoproteínas en el organismo humano es similar al de las grasas saturadas. A pesar de las campañas publicitarias de muchos productos que contienen este tipo de grasas hidrogenadas, nunca se puede recomendar su consumo frente al de las grasas vegetales. Si evitamos su ingesta estaremos en condiciones de prevenir las enfermedades cardiovasculares. En definitiva, los ácidos grasos trans son grasas que producen aumento del colesterol LDL y disminución del HDL.

Los ácidos grasos del tipo trans se forman durante el proceso de hidrogenación de los aceites vegetales.

Las vitaminas antioxidantes

Como consecuencia del proceso de oxigenación, se producen elementos oxidantes en nuestro organismo. Estas sustancias generalmente no provocan lesiones, pero pueden llegar a tener efectos negativos cuando los mecanismos antioxidantes de nuestro

---

Ácidos grasos trans

Mantequilla. Margarina sólida y untable. Grasa para cocinar. Frituras.

Este tipo de grasa es la más propensa a producir el aumento del colesterol.

---

cuerpo son superados. Determinados nutrientes, como las vitaminas E y C y los betacarotenos, (que se encuentran principalmente en la zanahoria, frutas de color amarillo y en la verdura) se comportan como antioxidantes, y en numerosos estudios de todo tipo se ha comprobado que cuando se consume una cantidad suficiente de estas vitaminas, la mortalidad por enfermedades cardiovasculares disminuye. Por eso debemos asegurarnos de que nuestra dieta contenga suficientes elementos antioxidantes. El aceite de oliva tiene grandes cantidades de vitamina E, pero los procesos industriales de refinado a altas temperaturas destruyen esta vitamina.

Temperaturas superiores a los 110 ºC hacen que los ácidos grasos se alteren químicamente; por encima de los 160 ºC se forman los ácidos grasos trans, que actúan en nuestro cuerpo como una grasa saturada. Sin embargo, en el aceite de oliva virgen de primera prensada en frío las vitaminas permanecen intactas, por lo que su capacidad antioxidante es superior a la de cualquier aceite refinado. Como consecuencia del proceso de oxigenación, se producen elementos oxidantes en nuestro organismo. Los vegetales también poseen propiedades antioxidantes. En concreto, los oligoelementos, como el selenio, cobre, zinc y magnesio tienen efectos antioxidantes. La deficiencia de alguno de estos componentes en el organismo siempre ha sido relacionada con

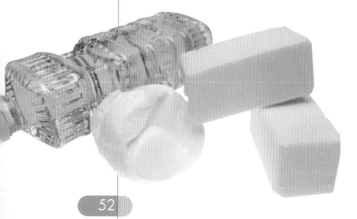

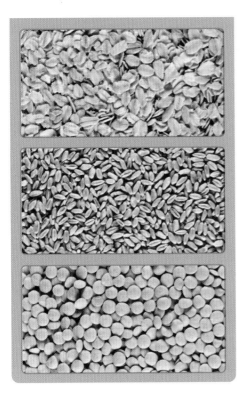

¿Y la fibra?

Hay dos tipos principales de fibra: soluble e insoluble. Ambas se encuentran en las verduras y las frutas frescas, los cereales, las legumbres y la avena.

La fibra soluble actúa como factor de protección, ya que contribuye a disminuir el colesterol: en el intestino, reduce la absorción de lípidos y favorece su eliminación a través de la materia fecal.

- Aumente el consumo de grasas de origen vegetal, que no contienen colesterol y están compuestas en su mayor parte por ácidos grasos poliinsaturados (aceites de maíz o girasol) y monoinsaturados (aceite de oliva).

- Prefiera siempre el aceite de oliva de primera prensa en frío por su riqueza en ácidos grasos monoinsaturados y sus cualidades antioxidantes.

Las vitaminas son los nutrientes antioxidantes por excelencia.

una mayor probabilidad de padecer arteriosclerosis. Estos oligoelementos actúan realmente como cofactores de diferentes enzimas que intervienen en procesos antioxidantes del metabolismo.

Las grasas no deben aportar más del 30% de las calorías ingeridas.

Las grasas: recomendaciones prácticas

- Reduzca el consumo de grasas de forma que no aporten más del 30% de las calorías ingeridas. De este 30%, se recomienda que las grasas monoinsaturadas constituyan al menos 15% del total, 5% las poliinsaturadas y menos de 10% las saturadas. Además, es aconsejable reducir el consumo de colesterol hasta 300 mg/día.

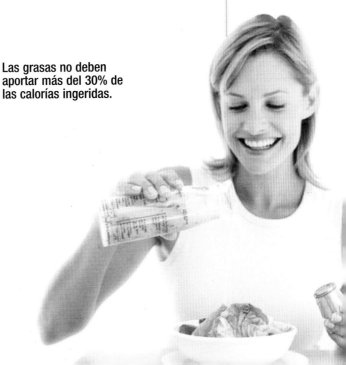

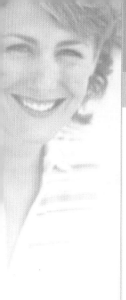

Sabía que...

Las frutas secas ayudan a prevenir enfermedades cardiovasculares gracias a su aporte de ácido oleico (se encuentra en mayor proporción en almendras y avellanas). El consumo de frutas secas como el maní, nueces y castañas es recomendable para controlar el colesterol, ya que estos nutrientes tienden a bajar el colesterol malo y subir el bueno. Por otra parte, aportan gran cantidad de sustancias que actúan contra los radicales libres, protegiendo a las lipoproteínas de baja densidad. Sin embargo, es necesario considerar que, debido a su gran contenido proteico y calórico, pueden influir en el aumento de peso

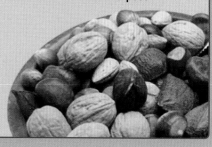

- Evite el consumo de los llamados aceites tropicales (de palma, palmiste y coco) que a pesar de ser vegetales están formados principalmente por grasas saturadas.

- Evite el consumo de margarinas; a pesar de ser grasas vegetales, contienen grasas hidrogenadas con ácidos grasos trans, que se comportan en el organismo como grasas saturadas.

- Evite los alimentos procesados porque pueden contener grasas de dudoso origen. En caso de consumirlos, lea atentamente las etiquetas de información nutricional.

- Cocine con la mínima grasa posible: utilice la cocción al vapor, el asado o la plancha en lugar de la fritura. En caso de freír la comida, use preferentemente aceite de oliva que, además de soportar mayores temperaturas sin desnaturalizarse, forma una capa superficial alrededor de los alimentos, protegiendo su textura interna sin dejar escapar sus jugos. En los guisos, una vez enfriados, retire la película superficial solidificada de grasa (que es siempre saturada) antes de servirlos.

El consumo de frituras aumenta las probabilidades de subir los niveles de colesterol.

La química de los grupos alimenticios

Una dieta variada y saludable debe planearse con el aporte de todos los grupos alimenticios, evitando aquellas comidas que son perjudiciales. Cada grupo sólo provee una parte de los nutrientes que las personas necesitan.

Carnes y pescados

Las grasas presentes en las carnes y aves son ricas en ácidos grasos saturados y colesterol, e inciden negativamente en los niveles de colesterol en sangre. Por otro lado, las grasas de los pescados y mariscos están formadas principalmente por ácidos grasos de la serie w-3 (Omega 3), de los cuales se han probado diversos efectos protectores contra las enfermedades cardiovasculares. Además, el consumo de proteínas por encima de nuestras necesidades produce un engrosamiento y falta de permeabilidad de los capilares sanguíneos que conducen a la hipertensión y a la diabetes. Por este motivo, debe evitarse el exceso de proteínas en la dieta, no sólo para los que sufren algún tipo de enfermedad (o quieren bajar de peso), sino también como una manera de alimentar inteligentemente a toda la familia.

Recomendaciones prácticas

- Mantenga un reducido consumo de carnes y pescados a fin de no sobrepasar sus necesidades diarias de proteínas, lo cual implica un mayor riesgo cardiovascular. El consumo global recomendado de proteínas (de todas las fuentes) es de un 15% del ingreso energético diario o 0,8 g por kilo de peso y por día.

- En general, elija alimentos de origen vegetal en lugar de los de origen animal. No debemos olvidar que la menor tasa de enfermedades cardiovasculares se da entre los vegetarianos. La combinación de legumbres con arroz o soja tiene las mismas proteínas que una cantidad similar de carne.

- Prefiera siempre los pescados, especialmente el pescado azul (atún, caballa, sardinas) y mariscos a las carnes y aves.

- Elija también las aves como el pollo y el pavo o el conejo a las carnes rojas, porque tienen menos grasa saturada y

Se recomienda consumir con moderación carnes rojas y aves porque incrementan el nivel de proteínas y grasas saturadas en la sangre.

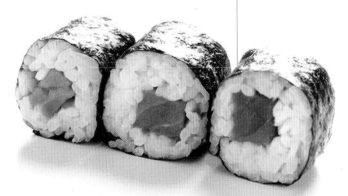

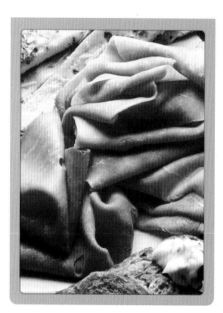

fuente muy importante de vitaminas y minerales, y se recomienda tomar una porción de 100 g una vez al mes.

Huevos y lácteos

En algunos estudios se ha comprobado que es preferible, para la prevención de enfermedades cardiovasculares, la proteína vegetal de la leche de soja en comparación con la caseína de la leche de vaca. De todas formas, las proteínas de la leche y los huevos son las más completas y libres de aditivos y toxinas que podemos encontrar, por lo que no debemos renunciar a su consumo. Tampoco podemos olvidar que los huevos son ricos en vitaminas del grupo B, hierro y otros minerales y que la leche es una fuente casi imprescindible de calcio, fósforo y vitaminas A y D.

El mayor problema de esta clase de alimentos es la cantidad y el tipo de grasa que contienen. La yema del huevo resulta una importante fuente de colesterol (contiene unos 200 mg cada una), por lo que debemos limitar su consumo. La

colesterol. Antes de cocinarlos, retire siempre la piel y la grasa que se encuentra debajo de la piel. Evite también el pato y el ganso por la gran cantidad de grasa que contienen.

- Disminuya el consumo de las carnes rojas, que aportan siempre gran cantidad de grasas saturadas, y elija cortes magros de vaca, ternera o cordero, eliminando la grasa visible antes de cocinarlos.

- Los embutidos y salchichas en general poseen alto contenido de grasas saturadas, por lo que deberá apartarlos de su dieta. Pueden sustituirse por jamón cocido, que ha perdido gran parte de su grasa.

- Las vísceras (hígado, riñones, sesos, etc.) son muy ricas en colesterol y debe evitarlas. El hígado es una

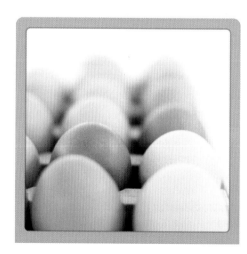

clara del huevo no contiene colesterol y puede consumirse sin limitaciones. La leche y los lácteos en general son algunas de las mayores fuentes de grasas saturadas en la dieta y es mejor consumirlos descremados o parcialmente descremados.

Recomendaciones prácticas

- No consuma más de 2 ó 3 yemas de huevo a la semana. El consumo de claras no está limitado, por lo que podemos mezclar una yema con dos claras para hacer tortillas, revueltos o salsas. No se olvide de los huevos que se consumen como ingredientes de bollos, cremas, mayonesas, rebozados, etc.

- Coma sólo huevos cocidos, nunca crudos, a no ser que se tengan garantías absolutas de que las gallinas de las que proceden no transmiten la salmonella.

- Evite la leche entera, helados comerciales, cremas, mantequilla y derivados. Si está acostumbrado a consumir productos lácteos con toda su grasa, resultará más fácil cambiar a los descremados eligiendo primero durante una temporada productos parcialmente descremados.

- Teniendo en cuenta que debemos limitar su consumo, es preferible la mantequilla a las margarinas, ya que a pesar de estar fabricadas a partir de grasas vegetales, contienen grasas hidrogenadas con ácidos grasos trans, que se comportan en el organismo como grasas saturadas.

- Consuma quesos frescos en lugar de grasos. Cuanto más secos y curados son los quesos, más grasa contienen y, cuanto más tiernos son, más agua poseen. Los quesos de untar o de fundir también tienen una gran proporción de grasas saturadas.

Cereales

Los cereales en general, sus harinas, la pasta y las legumbres son la principal fuente de hidratos de carbono complejos de nuestra dieta y deben constituir la base de nuestra alimentación, especialmente si queremos prevenir las enfermedades cardiovasculares. También representan una importante fuente de vitaminas del grupo B, hierro, proteínas y fibra vegetal cuando son integrales.

A pesar de lo beneficioso que resulta consumir una gran proporción de las calorías de la dieta en forma de hidratos de carbono, es importante que mantengamos las cantidades dentro de un orden y no sobrepasemos el

Los cereales y legumbres son la principal fuente de hidratos de carbono complejos.

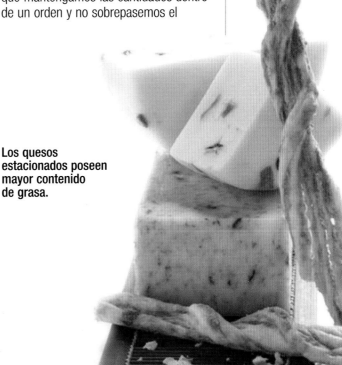

Los quesos estacionados poseen mayor contenido de grasa.

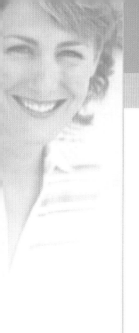

número de calorías que realmente necesitamos. Las dietas altas en hidratos de carbono (60% de las calorías totales o más) que contienen azúcares simples aumentan los triglicéridos y el colesterol VLDL, reduciendo al mismo tiempo el colesterol HDL. Los triglicéridos altos constituyen por sí solos un factor de riesgo de las enfermedades cardiovasculares.

El consumo de cereales ayuda a prevenir enfermedades relacionadas con el corazón.

Recomendaciones prácticas

- Coma al menos un buen plato de cereales, pastas o legumbres al día. Cocine la pasta al dente, para evitar aumentos abruptos de glucosa. Consuma legumbres al menos dos veces por semana.

- Prefiera siempre el pan, los cereales, las harinas o la pasta integral a sus equivalentes refinados. La acción protectora de la fibra vegetal frente a las enfermedades cardiovasculares es de vital importancia y no debe subestimarse.

Sabía que...

Las legumbres, verduras, frutas y cereales contienen sustancias no digeribles en el tubo digestivo humano, denominadas fibra dietética o vegetal, que aceleran el tránsito intestinal, y reducen de modo notable la absorción de colesterol.

- Tenga en cuenta que la mayoría de los productos de bollería y galletas suelen elaborarse con grasas saturadas. Debemos consumirlos con precaución y consultar previamente las etiquetas de información nutricional cuando se trate de productos industriales o procesados.

- Cocine los cereales, pasta y legumbres con poca sal para prevenir la hipertensión. Revise el contenido de sal de las comidas preparadas (arroces congelados, legumbres en conserva, etc.) y si es alto, evite su consumo.

Frutas y verduras

Las frutas y verduras son muy ricas en vitaminas, minerales, hidratos de carbono complejos con fibra vegetal, y contienen cantidades mínimas de grasas que además son siempre insaturadas. Tienen un bajo aporte de calorías y sodio, y carecen de colesterol.

En todos los estudios que se han realizado en las últimas décadas sobre diferentes poblaciones, siempre se ha encontrado una alta relación entre el elevado consumo de

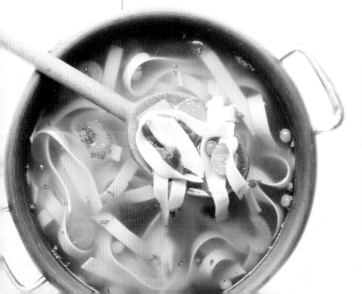

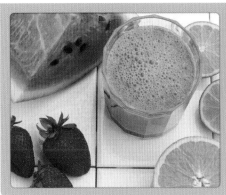

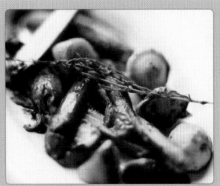

frutas y verduras y la baja incidencia de enfermedades cardiovasculares. Desde ese punto de vista, todas las frutas y verduras frescas que podamos consumir son pocas.

Recomendaciones prácticas

- Consuma diariamente al menos un buen plato de verduras frescas o, mejor aún, una buena ensalada. Durante la cocción la fibra vegetal cambia su consistencia y pierde parte de sus propiedades, por lo que es conveniente ingerir cruda una porción de los vegetales de la dieta. Al cocer la verdura se pierde gran parte de la vitamina C que contiene, y de la cual necesitamos grandes cantidades para evitar la oxidación de las lipoproteínas en la sangre.

- Coma al menos dos porciones diarias de fruta. Una buena costumbre es comenzar el día tomando una porción de fruta o un jugo natural antes del desayuno. El agua, las vitaminas antioxidantes y las enzimas que contiene la fruta nos ayudan a hidratar, depurar y vitalizar el sistema cardiovascular.

- Las personas que tienen sobrepeso deben guardar precaución con el consumo de aceitunas, paltas y frutos secos por su alto contenido graso. Se recomienda comer los frutos secos crudos, porque su contenido de vitaminas es mayor.

- Los maníes son ricos en grasas saturadas y deben consumirse con precaución.

Se recomienda consumir al menos un plato de verdura fresca al día.

Cuando la grasa se sustituye por los hidratos de carbono que contienen por ejemplo los cereales, el efecto sobre el metabolismo es beneficioso.

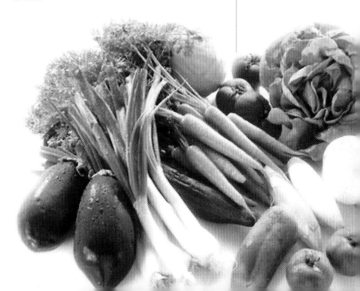

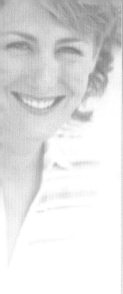

Las frutas aportan vitaminas, minerales e hidratos de carbono, incorporando cantidades mínimas de grasas.

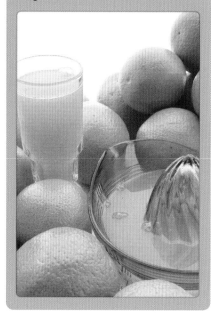

Cocinar los vegetales al vapor es la opción más sana para evitar el empleo de aceite.

- El coco tiene una gran cantidad de grasa saturada, por lo cual su consumo debe ser moderado.

- Las papas y demás vegetales ricos en almidón, por las calorías que contienen en proporción a las cantidades de fibra, vitaminas, minerales, etc., se consideran dentro del grupo de los cereales.

- Al cocinar las verduras, utilice preferentemente el hervido, la cocción al vapor o asado antes que la fritura. En caso de rehogar la verdura, use muy poco aceite y siempre de oliva.

- Compruebe el contenido de sodio (sal) de las verduras envasadas.

¿Qué ocurre con el consumo de alcohol y de café?

Se ha encontrado una asociación entre el consumo moderado de bebidas alcohólicas y un menor riesgo de mortalidad por enfermedad cardiovascular. Se cree que una ingesta moderada de alcohol, por debajo de los 30 g al día, tiene un efecto beneficioso sobre los niveles de grasas en sangre al aumentar el colesterol HDL. Por encima de esta cantidad de 30 g diarios, el alcohol no se puede metabolizar adecuadamente y causa graves daños en el hígado y el resto de los tejidos corporales, en especial el cerebro y el corazón. Por otra parte, el café o la cafeína no parece tener efectos importantes sobre los lípidos en la sangre.

Sabía que...

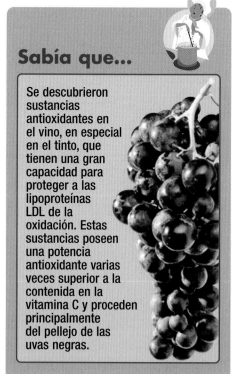

Se descubrieron sustancias antioxidantes en el vino, en especial en el tinto, que tienen una gran capacidad para proteger a las lipoproteínas LDL de la oxidación. Estas sustancias poseen una potencia antioxidante varias veces superior a la contenida en la vitamina C y proceden principalmente del pellejo de las uvas negras.

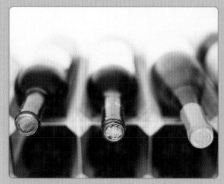
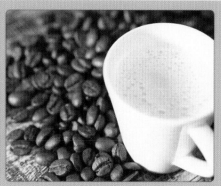

Algunos estudios han encontrado que el café descafeinado aumenta los niveles de colesterol LDL, posiblemente debido a los restos de disolventes orgánicos existentes en su composición, de los que también se ha dicho que podrían ser cancerígenos. De todas formas, lo comprobado es que la cafeína produce un incremento transitorio de la tensión arterial, provocando un agravamiento del riesgo cardiovascular.

Recomendaciones prácticas

- La ingesta de bebidas alcohólicas debe ser prudente y no superar los 30 g al día. Esta cantidad equivale a unos 300 cc de vino, o una copa (75 cc) de coñac, whisky, etc.

- Siempre es preferible el consumo de vino tinto a cualquier otra bebida alcohólica, debido a sus reconocidas propiedades antioxidantes.

- La ingesta de alcohol está claramente desaconsejada en personas con sobrepeso, diabetes o aumento de ciertas grasas en la sangre (como por ejemplo, los triglicéridos).

- Aquellas personas que padezcan hipertensión arterial deberán poner especial atención en reducir el consumo de café.

- Evite el consumo de café descafeinado. Si quiere reemplazar el café por una bebida sin cafeína, utilice malta, achicoria o preparados de cereales.

El café descafeinado puede reemplazarse por malta o achicoria.

El vino tinto es recomedado por sus propiedades antioxidantes.

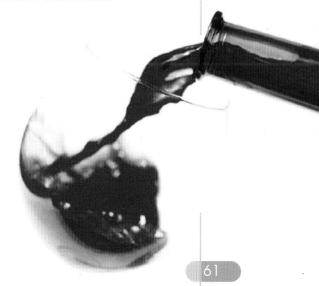

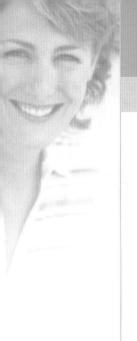

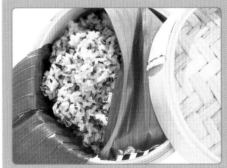
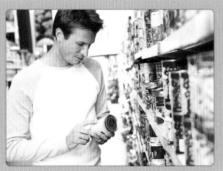

Cómo preparar los alimentos

La cocina es el laboratorio en el cual los alimentos reciben su último tratamiento físico-químico antes de pasar a la mesa y ser ingeridos. Una preparación adecuada puede disminuir su contenido en calorías, grasa saturada y colesterol.

Si bien al tratar cada grupo de alimentos hemos ido señalando las pautas más correctas para su preparación, resumimos a continuación las normas generales a tener en cuenta:

- Use métodos de preparación que precisen una menor cantidad de grasa: hervidos, asados, plancha y parrilla.

La cocción es el proceso físico químico más importante que reciben los alimentos.

- Utilice las frituras con moderación. Se aconseja emplear aceite de oliva de primera prensada en frío: los ácidos grasos monoinsaturados son más estables frente a las altas temperaturas requeridas para freír que los poliinsaturados de otros aceites.

- Seleccione carnes magras y quite toda la grasa cruda visible antes de llevarlas al fuego. Escurra el exceso de grasa después de cocinarlas, o enfríe el caldo de la cocción y prescinda de la grasa solidificada (que es siempre saturada). Retire la piel del pollo antes de cocinarlo.

- Consuma preferentemente alimentos de origen vegetal en lugar de los de origen animal.

- Evite alimentos preparados comercialmente, sobre todo los fritos (papas fritas, *chips*, maníes, etc.).

- Ponga especial atención en leer con detenimiento la información nutricional expresada en los envases de los productos industrializados. De esta manera podrá controlar la cantidad de grasas hidrogenadas, o ácidos grasos trans que poseen.

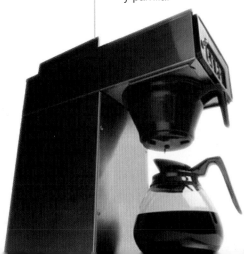

Nutrición para las hiperlipemias

Para controlar las alteraciones de grasas en el organismo es importante conocer los compuestos nutricionales de los alimentos y qué porción de ellos se recomienda en una buena dieta.

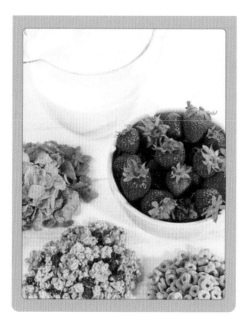

- Del total de energía consumida diariamente, se recomienda que el 55% sean hidratos de carbono. Es conveniente preferir los hidratos de carbono complejos (cereales, frutas, verduras) sobre los simples, ya que estos últimos inducen a un aumento de los triglicéridos.

- Proteínas: deberían predominar las de origen vegetal. Del total de calorías necesarias consumidas diariamente, lo ideal es que el 15% sean proteínas.

- De la totalidad de la ingesta diaria, el 30% deberá estar compuesto por grasas, de las cuales 10% serán saturadas, 10% monoinsaturadas y 10% poliinsaturadas.

Los hidratos de carbono son uno de los principales elementos que componen una dieta balanceada.

Acerca de los nutrientes

La cantidad de calorías que se deben consumir depende de la edad, el sexo, la contextura y la talla de cada persona. Sin embargo, es conveniente tener en cuenta que la ingesta calórica excesiva lleva al aumento de peso, y esto se asocia con la hipertrigliceridemia.

Por ello, es importante planificar una adecuada distribución de los nutrientes, teniendo en cuenta que:

Los cereales aportan fibras a la dieta.

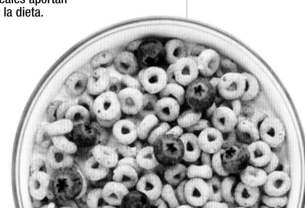

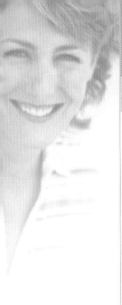

Sabía que...

Más allá de los productos complementarios, el aceite de oliva, los ácidos grasos Omega 3 y Omega 6, y una mayor ingesta de fibra en la comida diaria ayudan a prevenir el aumento del colesterol en el organismo.

El nivel de colesterol se reduce gracias a un equilibrio entre la energía ingerida y la energía gastada.

- Colesterol: la ingesta diaria no debe superar los 300 mg. Se ha demostrado que si reducimos en nuestra dieta la ingesta de colesterol, se logra una disminución en sangre de entre 10 y 15%.

- Fibra: se recomienda una ingesta diaria de 20 a 25 g.

Productos complementarios

Las sustancias contenidas en estos productos se van abriendo camino en la farmacopea y se ha comprobado que funcionan tan bien como las sustancias sintetizadas. Pero recuerde: lo que de verdad reduce el nivel de colesterol y sus riesgos es el equilibrio entre lo ingerido y la energía gastada. No olvidemos que las grasas son el combustible utilizado por nuestro cuerpo y si no se emplean de la manera adecuada se acumulan, con los perjudiciales efectos que todo el mundo conoce.

Por lo tanto, además de una dieta adecuada, es imprescindible llevar una vida lo más activa posible dentro de las condiciones particulares. Se debe realizar la cantidad de ejercicio físico necesario para consumir las grasas ingeridas en la alimentación. Estos son algunos productos complementarios y dietéticos que nos pueden ser útiles:

- Los fitoesteroles en general. Es decir, los esteroles vegetales que abundan en las semillas leguminosas, ya que inhiben la absorción del colesterol. Hay más de cuarenta, aunque los más conocidos son el betasitosterol -también es el más abundante- y el estigmasterol.

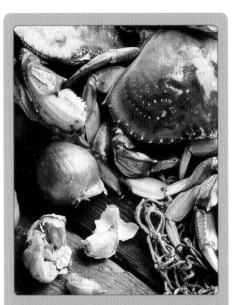

Los mejores alimentos son los que contribuyen a regular los principales procesos del organismo.

- El chitosán. Se trata de una sustancia elaborada con cutículas pulverizadas de crustáceos (cangrejos, camarones, langostas, etc.). Actúa en el intestino atrapando las grasas consumidas antes de que sean absorbidas. De ahí que potencie la pérdida de entre 2 y 4 kilos más que con una dieta simple en 4/8 semanas. Evita, pues, la acumulación de grasa y colesterol.

- La lecitina y la proteína de soja. Son productos obtenidos de la soja que disminuyen los niveles de colesterol total.

- El gugulón. Se trata de una goma óleo-resinosa obtenida a partir de un arbusto originario de India, Pakistán y Bangladesh -el *Commiphora mukul*- que parece disminuir los lípidos totales, los triglicéridos y el colesterol, además de mejorar claramente el estado cardíaco.

- Los frutos secos, principalmente avellanas y nueces (basta con consumir 2 ó 3 al día).

- Los aceites de semillas prensados en frío como el de maíz, el de sésamo o el de germen de trigo (deben consumirse en crudo).

- Las uvas tintas. Los polifenoles y los taninos presentes en la vid poseen una cualidad antioxidante, fluidificando la sangre e impidiendo la formación de coágulos.

- Las legumbres. Las personas con el colesterol alto que añadan a su dieta media taza diaria de legumbres (lentejas, porotos, garbanzos y otras) disminuyen, en promedio, los niveles de colesterol en un 20% a las 3 semanas.

Los diez consejos clave

A modo de resumen, sugerimos diez puntos clave de la alimentación idónea para la prevención de hiperlipemias y enfermedades cardiovasculares.

1. Ajuste el contenido calórico de la alimentación a las necesidades reales. Las calorías de la dieta derivadas de las grasas nunca deben sobrepasar el 30% del total. Esto no se aplica a cada comida, sino al conjunto de alimentos que se consumen a lo largo de una semana.

2. Prefiera siempre el aceite de oliva de primera prensa en frío -por su riqueza en ácidos grasos monoinsaturados y sus cualidades antioxidantes- al resto de los aceites vegetales, y, por supuesto, a las grasas de origen animal.

3. Reduzca el consumo de proteínas de origen animal, sustituyéndolas por legumbres y cereales integrales. Las proteínas nunca deben sobrepasar el 15% de las calorías de su dieta.

El consumo de legumbres disminuye los niveles de colesterol.

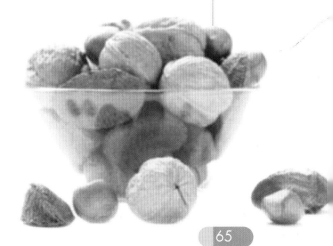

El colesterol y la alimentación

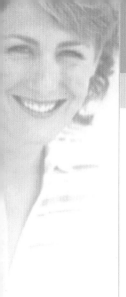

Entre las de origen animal, disminuya el consumo de carnes rojas y aumente el de pescados, especialmente de pescados azules (arenque, caballa, sardina, salmón).

4. Sustituya la leche entera por leche descremada o leche de soja enriquecida con calcio. Consuma quesos tiernos en vez de grasos o curados.

5. Limite el consumo de yemas de huevo a 2 ó 3 por semana. Las claras pueden consumirse sin restricción y mezclarse con las yemas para hacer tortillas, revueltos y salsas.

6. Consuma todos los días un buen plato de verduras frescas o una buena ensalada. Junto con los cereales y las legumbres, deben ser la base de su alimentación. Antes de elegir alimentos refinados, es preferible optar por los integrales. El aporte suficiente de fibra es una de las claves para la salud cardiovascular.

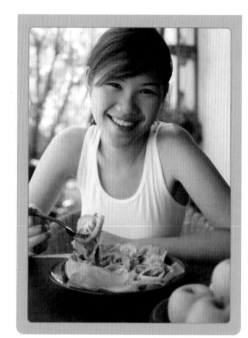

Para una dieta saludable es preferible sustituir los productos industriales por alimentos naturales.

7. Coma todos los días algunas porciones de fruta fresca. Esta ingesta se recomienda especialmente al empezar el día.

8. No consuma nunca más de 30 g de alcohol al día. Se ha comprobado que beber un poco de vino tinto en las comidas mejora la salud cardiovascular.

9. Mantenga al mínimo el consumo de azúcar refinado y sal. No olvide el azúcar y la sal de los alimentos procesados.

10. Prefiera siempre los productos naturales a los procesados o industriales. Cuando vaya a comprar un producto preparado, lea siempre la etiqueta de información nutricional y vigile los contenidos de grasas saturadas, colesterol, azúcar y sodio.

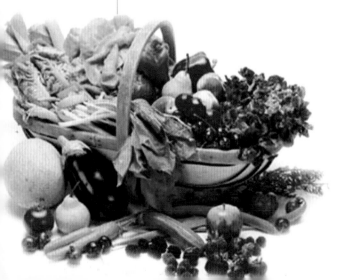

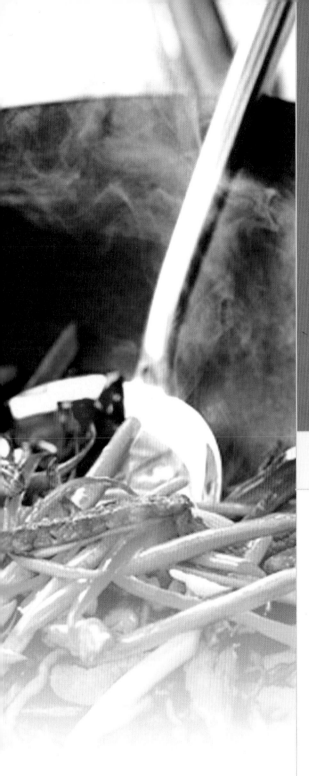

Cocina Rica y Nutritiva con Bajo Colesterol

Recetario

Seguir un plan de alimentación con bajo contenido de colesterol no necesariamente significa comer siempre lo mismo, o alimentos que resulten desabridos. Teniendo en cuenta algunos consejos y recetas es posible variar el menú sin aumentar los niveles de grasas en la dieta. Conozcamos todas las posibilidades y aprendamos a cocinar cuidando la salud. ¡Adelante!

Preparaciones con carnes y mariscos

Presentamos un completo y variado recetario que incluye preparaciones con todo tipo de carnes. Podrá disfrutar de sanos y nutritivos platos con bajo contenido de colesterol. Cada una de las recetas ha sido elaborada especialmente para atenuar los niveles de materia grasa, sin resignar sabor.

Equivalencias

1. Lámina delgada o tajada fina.

2. Suela.

3. Acitrón.

1. Filete[1] de lenguado[2] con cebollas

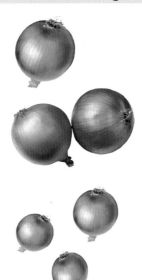

Ingredientes para 4 porciones

Calorías por porción: 132.
H. de carbono: 2,4.
Proteínas: 27,3.
Grasas: 1,5.
Colesterol: 105 mg.
G. saturadas: 0,75 mg.
G. monoinsaturadas: 2,85 mg.
G. poliinsaturadas: 0,9 mg.

- 600 g de filete de lenguado
- 120 g de cebolla
- 1000 cc de agua
- Jugo de limón[3]
- Condimentos
- Rocío vegetal

Preparación

- Macerar con jugo de limón los filetes de lenguado.
- Colocarlos en una fuente para horno untada con rocío vegetal.
- Cubrir los filetes con las cebollas cortadas en aros. Condimentar.
- Verter el agua hasta cubrir el preparado.
- Cocinar en horno moderado durante 30 minutos.

Recuerde que...

Al cocinar pescados y mariscos es muy importante comprobar su frescura. Se considera que el pescado permanece fresco cuando se puede observar que su carne es firme. En el caso de los mariscos, se recomienda conseguirlos sin congelar o enlatados para estar completamente convencidos de su frescura.

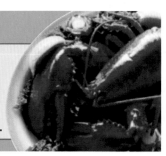

2. Cazuela[4] de pescado a la española

**Ingredientes
para 4 porciones**

Calorías por porción: 234.
H. de carbono: 25,1.
Proteínas: 29,95.
Grasas: 1,5.
Colesterol: 150 mg.
G. saturadas: 0,75 mg.
G. monoinsaturadas:
2,85 mg.
G. poliinsaturadas:
0,9 mg.

- 600 g de pescado
- 80 g de cebolla
- 1 diente de ajo
- 200 g de tomate[5] triturado
- 600 cc de agua
- 400 g de patata[6]
- 100 g de arveja[7]
- Laurel[8] y otros condimentos
- Rocío vegetal

Preparación

- Dorar la cebolla, cortada en cubos, en una cacerola con rocío vegetal.
- Agregar el ajo picado, el laurel y los tomates triturados. Condimentar y hervir durante 6 ó 7 minutos.
- Disponer, en un recipiente aparte, el pescado cortado en rebanadas[9].
- Distribuir, por encima del pescado, las patatas cortadas en medallones, previamente doradas en rocío vegetal, y las arvejas cocidas y escurridas.
- Verter la salsa sobre esta preparación y realizar la cocción con el recipiente tapado sobre fuego directo, o bien en el horno, calentado previamente.

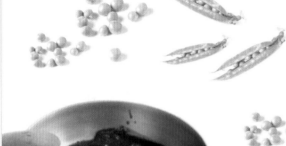

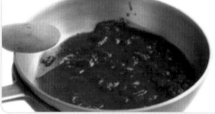

3. Salmón[10] a la plancha con verduras

**Ingredientes
para 4 porciones**

Calorías por porción: 316.
H. de carbono: 43,7.
Proteínas: 31,25.
Grasas: 1,85.
Colesterol: 87,5 mg.
G. saturadas: 0,66 mg.
G. monoinsaturadas:
2,74 mg.
G. poliinsaturadas:
0,96 mg.

- 500 g de salmón
- 300 g de zanahorias[11]
- 100 g de patata
- 120 g de lentejas[12]
- Agua
- Perejil picado
- Sal, pimienta

Preparación

- Condimentar con sal y pimienta el salmón, cortado en rodajas o filetes.

- En una sartén antiadherente, muy caliente y sin aceite, dorarlo de ambos lados.
- Cocinar las lentejas, las zanahorias y las patatas troceadas en agua hirviendo con sal.
- Hacer puré con los ingredientes anteriores y colocarlo en una fuente.
- Incorporar el salmón hecho a la plancha.

Equivalencias

4. Guisado.

5. Jitomate.

6. Papa.

7. Guisantes, ervlhas, chícharos, caraota, porotos, alubias.

8. Lauro.

9. Lonja, loncha, chulla.

10. Boga.

11. Cenoura, azanoria.

12. Lantejas.

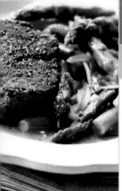

4. Pescado a la vasca

Ingredientes
para 4 porciones

Calorías por porción: 169.
H. de carbono: 10,6.
Proteínas: 28,2.
Grasas: 1,5.
Colesterol: 105 mg.
G. saturadas: 0,75 mg.
G. monoinsaturadas:
2,85 mg.
G. poliinsaturadas:
0,9 mg.

- 600 g de filete[1] de merluza[2]
- 200 g de patata[3]
- 80 g de ají morrón[4]
- 40 cc de vinagre
- 2 dientes de ajo
- Laurel[5] y otros condimentos
- Rocío vegetal

Preparación

- Pelar las patatas, cocinarlas en abundante agua y, una vez cocidas, hacer un puré y condimentar.

- Cubrir el filete de merluza con los morrones cortados en trozos y cocinar a la parrilla. Una vez cocido, retirar del fuego.
- Rociar el pescado con vinagre.
- Dorar, en una cacerola con rocío vegetal, el ajo cortado en rebanadas[6] y el laurel. Retirar cuando el ajo esté dorado.
- Verter sobre el pescado.
- Servir de inmediato, junto con el puré de patatas.

5. Pan de pescado

Ingredientes
para 4 porciones

Calorías por porción: 224.
Hidratos de carbono: 13,6.
Proteínas: 32,2.
Grasas: 4,5.
Colesterol: 231 mg.
G. saturadas: 2,12 mg.
G. monoinsaturadas:
4,61 mg.
G. poliinsaturadas:
1,17 mg.

- 600 g de pescado
- 80 g de cebolla
- 2 huevos
- 80 g de miga de pan remojada en leche descremada y exprimida
- Rocío vegetal
- Sal

Preparación

- Rehogar la cebolla en rocío vegetal.
- En un bol, mezclar el pescado, la cebolla rehogada, el huevo batido, y la miga de pan remojada y exprimida. Condimentar.
- Cubrir un molde con papel manteca, colocar la preparación y llevar al horno hasta su completa cocción.

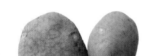

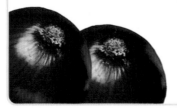

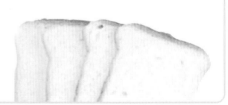

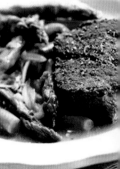
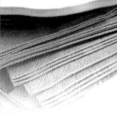

Recuerde que...

Para cocinar los calamares y que queden esponjosos es recomendable remojarlos en leche durante un par de horas. Si desea dorarlos en una sartén, debe colocarlos bien secos a fin de que no salpiquen al contacto con el rocío vegetal. Otra interesante técnica consiste en cocinarlos al vapor en el horno dentro de un pedazo de papel aluminio con ingredientes que le aporten sabor (limón, sal o tomillo por ejemplo).

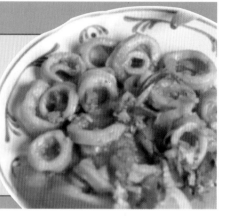

6. Calamares con arroz[7] integral y habas frescas

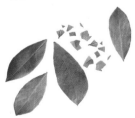

Ingredientes para 4 porciones

Calorías por porción: 216.
H. de carbono: 32,8.
Proteínas: 17,63.
Grasas: 1,59.
Colesterol: 52,5 mg.
G. saturadas: 0,38 mg.
G. monoinsaturadas: 1,43 mg.
G. poliinsaturadas: 0,45 mg.

- 300 g de calamares
- 200 g de tomate[8]
- 150 g de pimiento verde[9]
- 150 g de cebolla
- 250 g de habas frescas o chauchas[10]
- 120 g de arroz integral
- 150 cc de vino blanco
- 1 hoja de laurel
- Sal

Preparación

- Picar finamente la cebolla, el pimiento verde y el ajo.
- Dorar en una sartén untada con rocío vegetal.
- Añadir el tomate pelado, cortado en cubos, las habas frescas y el calamar limpio y troceado.
- Cocinar por rehogado y agregar el vino.
- Una vez evaporado el líquido, añadir el arroz y la hoja de laurel.
- Volver a rehogar cubriendo el arroz con el doble de agua.
- Sazonar y cocinar unos 20 minutos más, hasta que el arroz esté tierno.
- Antes de servir, dejar reposar unos minutos.

Equivalencias

7. Casulla, palay.

8. Jitomate.

9. Chile verde, ají verde.

10. Judías verdes, porotos verdes, vainas.

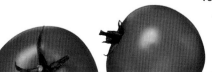

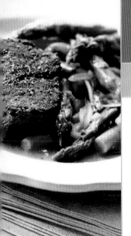

7. Pescado en escabeche

Ingredientes
para 4 porciones

Calorías por porción: 135.
H. de carbono: 2,95.
Proteínas: 27,4.
Grasas: 1,5.
Colesterol: 105 mg.
G. saturadas: 0,75 mg.
G. monoinsaturadas:
2,85 mg.
G. poliinsaturadas:
0,9 mg.

- 600 g de pescado
- 80 g de zanahoria[1]
- 40 g de cebolla
- 20 g de puerro[2]
- 20 g de apio[3]
- 40 cc de vinagre
- 1 diente de ajo
- Condimentos
- Rocío vegetal

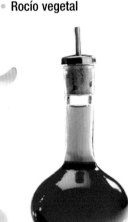

Preparación

- Hervir el pescado y reservar.
- Dorar, en una cacerola untada con rocío vegetal, el ajo cortado en juliana.
- Cortar en juliana la zanahoria, la cebolla, el puerro, el apio, y añadir a la cacerola.
- Cocinar entre 10 y 15 minutos, revolviendo de vez en cuando.
- Sazonar a gusto.
- Incorporar agua y dejar hervir hasta la total cocción de las verduras.
- Agregar el vinagre y hervir otros 3 ó 4 minutos.
- Agregar el pescado cocido a esta preparación.

8. Gran medallón de merluza[4] a la napolitana

Ingredientes
para 4 porciones

Calorías por porción: 300.
H. de carbono: 14,63.
Proteínas: 37,63.
Grasas: 10,1.
Colesterol: 281,4 mg.
G. saturadas: 2,62 mg.
G. monoinsaturadas:
5,21 mg.
G. poliinsaturadas:
1,27 mg.

- 600 g de merluza sin espinas
- 80 g de miga de pan remojada en

leche descremada
- 4 claras de huevo
- 80 g de queso descremado
- 60 g de cebolla
- 160 g de tomate[5] triturado
- 30 g de ají morrón[6]
- Perejil picado
- Condimentos

Preparación

- Hervir la merluza.
- Desmenuzarla.
- Mezclarla con la miga de pan remojada, las

claras de huevo crudas y el perejil picado.
- Condimentar a gusto, unir bien y dar forma redondeada (como de pizza).
- Dorar en una cacerola con rocío vegetal el tomate triturado, el ají y la cebolla.
- Colocar esta preparación sobre el medallón de merluza y agregarle encima el queso descremado.
- Llevar al horno, a fuego moderado, hasta que se dore el queso.

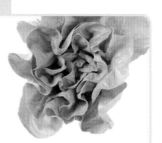

9. Salpicón[7] de frutos de mar

Ingredientes
para 4 porciones

Calorías por porción: 251.
H. de carbono: 14,38.
Proteínas: 29,2.
Grasas: 9,2.
Colesterol: 263,9 mg.
G. saturadas: 2,38 mg.
G. monoinsaturadas:
4,48 mg.
G. poliinsaturadas:
1,1 mg.

- 250 g de merluza
- 120 g de kani kama[8]
- 130 g de calamares
- 150 g de lechuga[9]
- 300 g de tomate
- 300 g de
  zanahoria cocida
- 250 g de
  remolacha[10] cocida
- 15 cc de aceite

Preparación

- Hervir el pescado y los calamares.
- Picar finamente las verduras, el pescado y los calamares.
- Unir y aderezar con aceite.
- Para terminar el plato, decorar con kani kama.

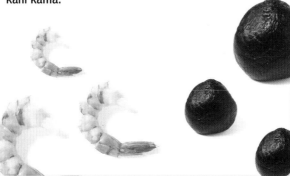

10. Abadejo[11] en salsa verde

Ingredientes
para 4 porciones

Calorías por porción: 250.
H. de carbono: 6.
Proteínas: 19,71.
Grasas: 6.
Colesterol: 70 mg.
G. saturadas: 0,5 mg.
G. monoinsaturadas:
1,9 mg.
G. poliinsaturadas: 0,6 mg.

- 400 g de filete[12]
  de abadejo
- 15 g de harina
- 450 g de tomate
- 120 cc de vino blanco
- 3 dientes de ajo
- 10 cc de aceite
- Perejil
- Sal

Preparación

- Cocinar los tomates en el horno a fuego moderado.
- Cortar los dientes de ajo en láminas y picar el perejil.
- Sazonar el pescado con sal, rebozarlo con harina y sacudirlo para eliminar el exceso.
- Disponer el pescado en un recipiente antiadherente untado con rocío vegetal.
- Agregar el ajo y cocinar el pescado de ambos lados.
- Espolvorear con la mitad del perejil picado y bañarlo con el vino, rebajado en una parte igual de agua. Mover el recipiente con las manos, para que se ligue la salsa.
- Sacar los tomates del horno y disponerlos entre los filetes de pescado.
- Adornar el centro del plato con el resto del perejil picado.

Equivalencias

7. Picadillo de diversas clases de carne o pescado, champiñones, etc., cocido y aderezado con aceite, sal, cebolla, vinagre y pimienta.

8. Bastoncitos de carne de pescado.

9. Alsface.

10. Betarraga, beterrave, vetarraga, rábano silvestre.

11. Pez parecido al bacalao que abunda en el Atlántico.

12. Lámina delgada o tajada fina.

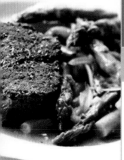
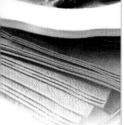

11. Cazuela[1] de pescado con garbanzos[2]

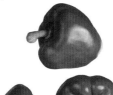
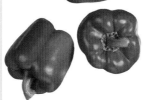

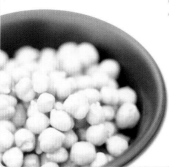

Ingredientes para 4 porciones

Calorías por porción: 444.
H. de carbono: 50,63.
Proteínas: 52,5.
Grasas: 3,5.
Colesterol: 140 mg.
G. saturadas: 1,08 mg.
G. monoinsaturadas: 4,7 mg.
G. poliinsaturadas: 1,73 mg.

- 150 g de cebolla
- 1 ají morrón[3]
- 1 diente de ajo
- 2 hojas de laurel[4]
- 300 g de tomate[5]
- 500 cc de caldo[6] de pescado
- 800 g de filete[7] de merluza[8]
- 300 g de garbanzos
- Rocío vegetal
- Sal, pimienta

Preparación

- Dorar en un recipiente antiadherente la cebolla junto con los condimentos.
- Agregar el morrón, el ajo y los tomates, cortados en trozos pequeños.
- Hervir 5 minutos.
- Incorporar el caldo de pescado y mantener el hervor.
- Colocar el pescado, cortado en trozos y sazonado, en una asadera, y disponer sobre éste los garbanzos, previamente remojados y hervidos.
- Verter, encima del pescado y los garbanzos, la preparación realizada con los vegetales.
- Cocinar en horno caliente con el recipiente tapado.

Equivalencias

1. Guisado.

2. Legumbre, gabriel, chícharo, leguminosa.

3. Ají picante, charimbo.

4. Lauro.

5. Jitomate.

6. Caldillo, sopa, lahua, cahua.

7. Lámina delgada o tajada fina.

8. Pescada.

Recuerde que...

Es importante dejar los garbanzos en remojo la noche anterior a realizar el resto de la preparación. De esta manera se asegurará de que las legumbres se encuentren lo suficientemente tiernas como para incorporarlas en el plato escogido.

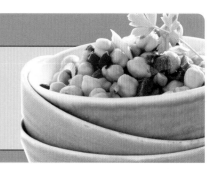

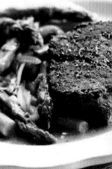
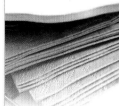

12. Albóndigas⁹ con salsa de tomates

Ingredientes
para 4 porciones

Calorías por porción: 153.
H. de carbono: 9.
Proteínas: 16,2.
Grasas: 5,75.
Colesterol: 108,9 mg.
G. saturadas: 2,84 mg.
G. monoinsaturadas:
2,62 mg.
G. poliinsaturadas:
0,5 mg.

- 360 g de carne magra picada
- 2 rebanadas¹⁰ de pan de molde remojadas en leche descremada y exprimidas
- 400 g de tomate
- Ajo, laurel
- 1 huevo
- Sal, pimienta, nuez moscada¹¹

Preparación

- Mezclar todos los ingredientes en un recipiente, excepto el tomate y el ajo.
- Remover con una espátula de madera.
- Dividir en cuatro porciones y darle a cada una forma esférica.
- Por otro lado, triturar el tomate, colocarlo en una sartén antiadherente y sazonar.
- Agregar un diente de ajo aplastado y dejar cocinar.
- Unir la salsa de tomate con las albóndigas y terminar la cocción en la sartén antiadherente.

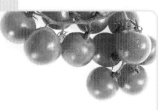
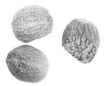
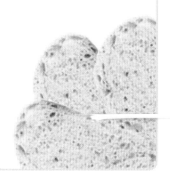

13. Peceto¹² con salsa criolla

Ingredientes
para 4 porciones

Calorías por porción: 179.
H. de carbono: 7,45.
Proteínas: 21,65.
Grasas: 7.
Colesterol: 90 mg.
G. saturadas: 3,5 mg.
G. monoinsaturadas:
2,9 mg.
G. poliinsaturadas: 0,6 mg.

- 400 g de peceto
- 400 g de tomate
- 200 g de cebolla
- 1 diente de ajo
- 60 g de ají morrón
- Rocío vegetal
- Sal, pimienta, orégano¹³

Preparación

- Atar el peceto tipo "matambre" para que no se deforme en la cocción.
- Hervir, aproximadamente 1 hora, en abundante agua.
- Quitar los hilos y cortar en rodajas.
- Cortar el tomate, la cebolla y el morrón en juliana.
- Picar finamente el ajo.
- Saltar los vegetales en rocío vegetal.
- Condimentar.
- Servir la carne junto con la salsa.

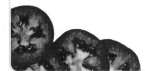

Equivalencias

9. Almóndigas. Bolita de carne o pescado picado, mezclado con pan rallado o harina, huevos batidos y especias.

10. Lonja, loncha, chulla.

11. Macís, macis, coscada, nuez coscada.

12. Asado pejerrey, posta, redondo, carne vacuna para picadillos, asado.

13. Mejorana.

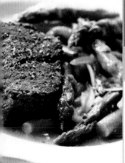

14. Pastel de carne con espinacas

Ingredientes
para 4 porciones

Calorías por porción: 288.
H. de carbono: 20,38.
Proteínas: 30,35.
Grasas: 9,5.
Colesterol: 144 mg.
G. saturadas: 4,69 mg.
G. monoinsaturadas: 4 mg.
G. poliinsaturadas: 0,81 mg.

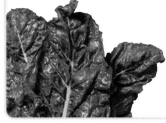

- 500 g de carne magra picada
- 450 g de espinaca
- 150 g de cebolla
- 80 g de avena[1]
- 1 huevo
- Agua fría
- Sal, pimienta

Preparación

- En un recipiente, mezclar la avena con el agua y dejar hidratar.
- Rehogar la cebolla y el ajo en una sartén untada con rocío vegetal.

- Hervir la espinaca en agua salada. Retirar y picar.
- En un bol grande mezclar la avena, la cebolla rehogada, la espinaca, la carne, el huevo y los condimentos.
- Colocar la preparación en un molde para horno, untado con rocío vegetal.
- Hornear aproximadamente durante 40 minutos.

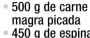

Equivalencias

1. Cuáquer.

2. Poma.

3. Ají picante, charimbo.

4. Cenoura, azanoria.

5. Lauro.

6. Caldillo, sopa, lahua, cahua.

7. Lonja, loncha, chulla.

15. Carne al horno

Ingredientes
para 4 porciones

Calorías por porción: 299.
H. de carbono: 18,75.
Proteínas: 32,5.
Grasas: 10,5.
Colesterol: 135 mg.
G. saturadas: 5,25 mg.
G. monoinsaturadas: 4,35 mg.
G. poliinsaturadas: 0,9 mg.

- 600 g de colita de cuadril
- 250 g de manzana[2]
- 300 g de ají morrón[3]

- 200 g de cebolla
- 250 g de zanahoria[4]
- 2 hojas de laurel[5]
- Caldo[6] dietético

Preparación

- Cortar la manzana en rebanadas[7] finas, y los ajíes, la cebolla y las zanahorias en juliana.
- Cubrir con la manzana y las verduras el fondo de una fuente para horno.
- Sobre esta capa, colocar la colita de cuadril y salpimentar.

- Rociar con caldo dietético.
- Llevar a horno moderado hasta que la colita de cuadril quede dorada.

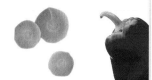

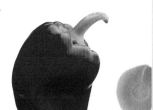

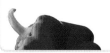

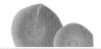

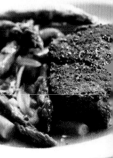
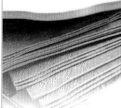

16. Budín[8] de pollo[9] California

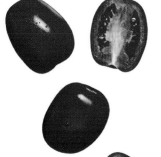

Ingredientes
para 4 porciones

Calorías por porción: 229.
H. de carbono: 9.
Proteínas: 29,6.
Grasas: 8,31.
Colesterol: 97,5 mg.
G. saturadas: 1,91 mg.
G. monoinsaturadas:
3,3 mg.
G. poliinsaturadas:
1,51 mg.

- 500 g de pollo
- 200 g de tomate[10]
- 100 g de yogur[11] descremado natural
- 50 g de queso untable descremado

Preparación

- Hervir el pollo, sin la piel, en agua salada.
- Pelar el tomate, sacarle las semillas y picarlo.
- Desmenuzar el pollo y combinarlo con el resto de los ingredientes.
- Licuar hasta lograr la consistencia apropiada.
- Colocar la preparación en un recipiente para horno untado con rocío vegetal.
- Tapar con papel manteca para evitar la formación de una costra en la superficie.
- Calentar a baño de María y servir.

17. Pollo cremoso con brócoli[12]

Ingredientes
para 4 porciones

Calorías por porción: 246.
H. de carbono: 12,98.
Proteínas: 30,5.
Grasas: 8,05.
Colesterol: 101,75 mg.
G. saturadas: 2,57 mg.
G. monoinsaturadas:
3,82 mg.
G. poliinsaturadas:
1,52 mg.

- 500 g de pollo cocido
- 300 g de brócoli
- 15 g de harina

- 300 cc de leche parcialmente descremada
- 60 g de queso port salut[13] descremado
- Rocío vegetal

Preparación

- Hervir el pollo, sin la piel, en agua salada.
- Untar con rocío vegetal una sartén antiadherente.
- Añadir la harina y cocinar por un minuto.
- Agregar la leche.

- Cocinar todo hasta el hervor y remover hasta que la salsa esté espesa.
- Retirar del fuego y agregar el queso.
- Remover hasta que se derrita.
- En una sartén antiadherente con un poco de agua, cocinar el brócoli hasta que esté blando.
- Mezclar el pollo y la salsa.
- Presentar de esta manera o licuado hasta que tome la forma de crema.

Equivalencias

8. Pudín.

9. Ave, frango.

10. Jitomate.

11. Leche cuajada.

12. Brécol. Parecido a la coliflor.

13. Queso madurado que se obtiene por coagulación de la leche por medio del cuajo u otras enzimas coagulantes apropiadas, complementado o no por la acción de bacterias lácticas específicas.

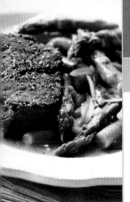

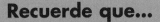

Recuerde que...

El pollo estará en óptimas condiciones para ser consumido cuando las patas tengan color amarillo; la piel no esté pegajosa y con manchas; los muslos sean gruesos y redondeados y la pechuga ancha y rolliza. En general, la presencia de reflejos violetas o verdosos, el oscurecimiento del extremo de las alas, se consideran claros indicios de que la carne no es muy fresca.

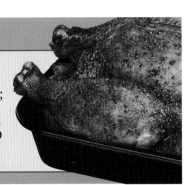

18. Pechugas[1] de pollo[2] en salsa verde

Ingredientes para 4 porciones

Calorías por porción: 217.
H. de carbono: 6,1.
Proteínas: 31,36.
Grasas: 7,5.
Colesterol: 114 mg.
G. saturadas: 1,95 mg.
G. monoinsaturadas: 3,75 mg.
G. poliinsaturadas: 1,8 mg.

- 600 g de pechuga de pollo
- 3 dientes de ajo picados
- 20 cc de jugo de limón[3]
- 30 g de ají o morrón[4] verde
- 150 cc de caldo[5] de pollo dietético
- 50 g de perejil fresco picado
- 30 g de harina
- Tomillo, orégano[6], sal

Preparación

- Enharinar bien el pollo y sacudir el exceso de harina.
- Cocinar las pechugas de ambos lados en una sartén untada con rocío vegetal.
- Retirar y colocar en una fuente.
- En la misma sartén, agregar el ajo y dorar.
- Añadir el jugo de limón y el morrón verde picado, y cocinar.
- Incorporar el caldo, el perejil, el tomillo, el orégano, y luego agregar el pollo.
- Cocinar unos minutos hasta que el pollo esté bien caliente y la salsa ligeramente espesa.
- Servir con ensalada de lechuga[7] y tomate[8].

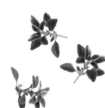
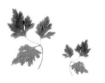
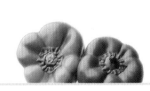

Preparaciones con vegetales

Los vegetales son los mejores aliados a la hora de reducir los niveles de colesterol. Representan una opción fundamental para cualquier persona que desee encarar seriamente una dieta baja en grasas. Sugerimos novedosas formas de combinarlos en exquisitos platos.

1. Cebollas con champiñones[1]

Ingredientes para 4 porciones

Calorías por porción: 177.
H. de carbono: 25,73.
Proteínas: 7,95.
Grasas: 4,75.
Colesterol: 69,8 mg.
G. saturadas: 1,75 mg.
G. monoinsaturadas: 1,69 mg.
G. poliinsaturadas: 0,14 mg.

- 500 g de cebolla
- 300 g de champiñones frescos y cortados en rebanadas[2] muy finas
- 30 g de perejil fresco picado
- 50 g de requesón[3] descremado
- 40 g de queso port salut[4] descremado rallado
- 250 cc de leche descremada
- 40 g de miga de pan
- 1 huevo
- 80 cc de caldo dietético de verduras
- Sal, pimienta

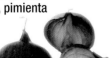

Preparación

- Pelar, lavar y hervir las cebollas enteras en agua salada durante 5 minutos.
- Colarlas y cortarlas horizontalmente a la mitad.
- Sacar un poco de la pulpa de las cebollas con la ayuda de una cuchara y picarla.
- Colocar las cebollas huecas boca abajo sobre un trozo de papel absorbente de cocina.
- Poner la pulpa de cebolla picada en una cacerola o sartén grande y agregar el caldo dietético.
- Dejar cocinar unos minutos y agregar el perejil y los hongos.
- Salpimentar y cocinar a fuego lento durante 15 minutos.
- Volcar el relleno en un recipiente profundo y dejarlo enfriar.
- Agregar el requesón, el queso rallado, el huevo y la miga de pan

previamente remojada en la leche y exprimida.
- Controlar la sal y, si es necesario, salar un poco más la preparación.
- Rellenar las mitades de cebollas con la preparación y colocarlas en un recipiente para horno bañado con un poco de leche.
- Espolvorearlas con el pan rallado y hornearlas a 180 °C durante 30 minutos, aproximadamente.
- Durante la cocción, añadir un poco de caldo cerca de los bordes del recipiente, sin tocar las cebollas, para que no se sequen.
- Servir caliente.

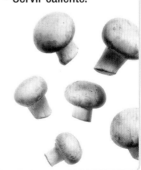

Equivalencias

1. Setas, hongos comestibles.

2. Lonja, loncha, chulla.

3. Ricota.

4. Queso madurado que se obtiene por coagulación de la leche por medio del cuajo u otras enzimas coagulantes apropiadas, complementado o no por la acción de bacterias lácticas específicas.

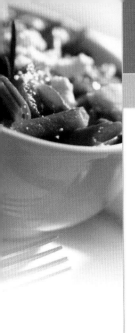

2. Calabaza[1] rellena con arroz[2]

Ingredientes
para 4 porciones

Calorías por porción: 253.
H. de carbono: 38,17.
Proteínas: 9,75.
Grasas: 6,84.
Colesterol: 25 mg.
G. saturadas: 3,75 mg.
G. monoinsaturadas: 2,25 mg.
G. poliinsaturadas: -

- 800 g de calabaza
- 120 g de arroz integral crudo
- 100 g de queso fresco descremado
- Condimentos

Preparación

- Hervir 1/2 calabaza en abundante agua.
- Una vez cocida, retirar las semillas y ahuecar.
- Hacer un puré con parte de la calabaza que retiramos al ahuecar.
- Hervir el arroz en abundante agua.
- Mezclar el arroz con el puré de calabaza y condimentar.
- Colocar la preparación anterior en el orificio de la calabaza y disponer sobre ésta el queso.
- Llevar al horno hasta que el queso se derrita.

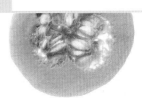
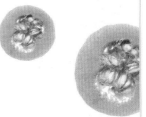
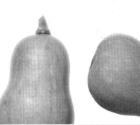

Equivalencias

1. Angola, zapallo, ahumaya, alcayota, cayote, ahuyame.

2. Casulla, palay.

3. Jitomate.

4. Caldillo, sopa, lahua, cahua.

3. Potaje de legumbres y verduras

Ingredientes
para 4 porciones

Calorías por porción: 258.
H. de carbono: 33,35.
Proteínas: 20,95.
Grasas: 4,5.
Colesterol: 45 mg.
G. saturadas: 1,8 mg.
G. monoinsaturadas: 2,05 mg.
G. poliinsaturadas: 0,65 mg.

- 200 g de legumbres
- 80 g de cebolla
- 150 g de tomate[3]
- 150 g de acelga o espinaca
- 200 g de carne
- 300 cc caldo[4] dietético
- Hierbas secas, ajo, sal

Preparación

- Hervir las legumbres previamente remojadas durante alrededor de 10 horas.
- En una sartén de teflón, colocar la cebolla picada y la carne cortada en cubitos.
- Agregar las hierbas secas y condimentar.
- Añadir la acelga cruda y picada.
- Incorporar el caldo y tapar el recipiente.
- Cocinar durante 10 a 15 minutos.
- Agregar las legumbres.
- Terminar la cocción sobre fuego directo durante 15 minutos más.

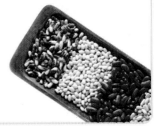

4. Puré de legumbres

**Ingredientes
para 4 porciones.**

Calorías por porción: 273.
H. de carbono: 49,25.
Proteínas: 15,63.
Grasas: 1,5.
Colesterol: -
G. saturadas: 0,08 mg.
G. monoinsaturadas:
0,9 mg.
G. poliinsaturadas:
0,53 mg.

- 300 g de lentejas[5]
- 750 cc de
  caldo dietético
- 250 g de cebolla
- 2 dientes de ajo
  finamente picados
- Sal, jengibre

Preparación

- Remojar las lentejas
  durante 12 horas.
- Lavar muy bien y
  desechar aquellas que
  floten. Escurrir.
- Calentar una sartén y
  dorar con rocío vegetal
  la cebolla, el ajo y el
  jengibre, hasta que la
  cebolla adquiera color
  dorado oscuro.
- Adicionar las lentejas y
  el caldo a la
  preparación anterior.

- Tapar y dejar cocinar
  alrededor de 15
  minutos, hasta que
  las lentejas estén
  medianamente cocidas.
- Condimentar.
- Si la preparación queda
  muy líquida, retirar la
  tapa de la olla para
  facilitar la evaporación.
- Servir adornado con
  rebanadas de cebolla
  doradas.

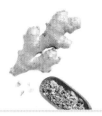

5. Soufflé[6] de acelga

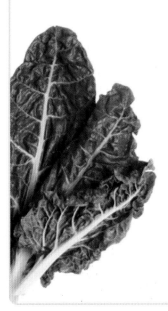

**Ingredientes
para 4 porciones**

Calorías por porción: 143.
H. de carbono: 18.
Proteínas: 8,95.
Grasas: 3,9.
Colesterol: 106 mg.
G. saturadas: 1,8 mg.
G. monoinsaturadas:
1,8 mg.
G. poliinsaturadas:
0,2 mg.

- 800 g de acelga
- 40 g de harina
- 400 cc de leche
  descremada
- 4 claras de
  huevo batidas
- Condimentos

Preparación

- Hervir la acelga y
  pisarla hasta obtener
  un puré.
- Condimentar.
- Mezclar la harina con
  la leche descremada
  y unir con el puré
  de acelga.
- Batir las claras a
  punto nieve.
- Unir ambas
  preparaciones con
  movimientos
  envolventes.
- Cocinar en horno
  moderado.

Equivalencias

5. Lantejas.

6. Preparación a
   base de claras
   de huevo
   batidas a punto
   de nieve a la
   que se añaden
   distintos
   ingredientes y
   que en la
   cocción
   adquiere un
   aspecto
   abuñuelado.

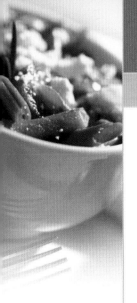

6. Ensalada de champiñones[1]

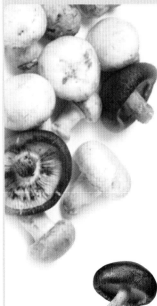

Ingredientes
para 4 porciones

Calorías por porción: 243.
H. de carbono: 50,98.
Proteínas: 7,38.
Grasas: 1,01.
Colesterol: 1,5 mg.
G. saturadas: 0,23 mg.
G. monoinsaturadas:
0,16 mg.
G. poliinsaturadas:
0,01 mg.

- 250 g de champiñones frescos
- 100 g de rabanitos
- 90 g de cebollitas[2] de verdeo
- 80 g de ají morrón[3]
- 80 g de arroz[4] integral
- 40 g de queso untable descremado
- 20 g de ketchup[5]

Preparación

- Hervir el arroz en agua salada.
- Escurrir.
- Cortar los champiñones en finas rebanadas[6].
- Lavar bien los vegetales y filetearlos.
- Mezclar el queso con el ketchup y agregar los vegetales, los champiñones y el arroz.
- Servir frío.

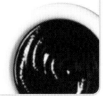

7. Asadillo de la huerta

Ingredientes
para 4 porciones

Calorías por porción: 75.
H. de carbono: 7,5.
Proteínas: 2,5.
Grasas: 3,75.
Colesterol: -
G. saturadas: -
G. monoinsaturadas: -
G. poliinsaturadas: -

- 600 g de ají morrón o pimiento rojo
- 400 g de tomate[7]
- 2 dientes de ajo
- 15 cc de aceite de oliva virgen
- Azúcar, sal

Preparación

- Asar los pimientos de 45 a 60 minutos en el horno, precalentado a 180 ºC.
- Cuando estén listos, disponerlos en una olla y taparlos hasta que se enfríen.
- Dorar los tomates, desprovistos de piel y de semillas, con rocío vegetal.
- Añadir una cucharadita de azúcar y una cucharadita de sal.

- Pelar los pimientos, eliminar las semillas y cortarlos en trozos.
- Colocarlos en una cazuela de barro y añadir el tomate dorado.
- Añadir los dientes de ajo pelados y previamente machacados.
- Aderezar con el aceite de oliva.

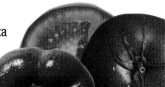

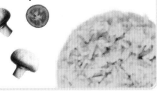

8. Arroz a las hierbas

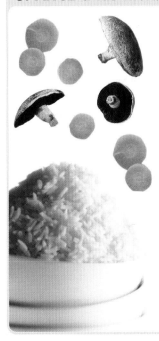

Ingredientes
para 4 porciones

Calorías por porción: 294.
H. de carbono: 62,25.
Proteínas: 10,2.
Grasas: 0,5.
Colesterol: -
G. saturadas: 0,025 mg.
G. monoinsaturadas:
0,3 mg.
G. poliinsaturadas:
0,175 mg.

- 240 g de arroz
- 2 l de agua
- 200 g de zanahoria[8]
- 200 g de champiñones
- 180 g de
  garbanzos[9] cocidos
- Sal, pimienta
- Rocío vegetal
- 1 pizca de azafrán[10]

Preparación

- Cocinar el arroz en
  agua salada.
- Agregar el azafrán y la
  zanahoria cortada en
  tiras finas.
- Cocinar durante
  20 minutos.
- Cortar los
  champiñones y
  rehogarlos en
  una sartén de
  teflón untada con rocío
  vegetal.
- Escurrir el arroz.
- Añadir al arroz
  los garbanzos
  previamente hervidos,
  y los champiñones.
- Remover y servir en
  una fuente.

9. Paella de verduras

Ingredientes
para 4 porciones

Calorías por porción: 374.
H. de carbono: 77,93.
Proteínas: 14,2.
Grasas: 0,625.
Colesterol: -
G. saturadas: 0,031 mg.
G. monoinsaturadas:
0,375 mg.
G. poliinsaturadas:
0,218 mg.

- 240 g de arroz
- 900 cc de caldo[11]
  dietético
- 125 g de porotos[12]
- 250 g de calabaza[13]
- 150 g de zanahoria
- 125 g de morrón rojo
- 125 g de
  morrón verde
- 750 g de tomate
- 100 g de champiñones
- 3 dientes de ajo
- Perejil, sal, azafrán
- Romero, pimentón

Preparación

- Rehogar en una
  paellera el tomate
  cortado en daditos y
  el ajo pisado.
- Añadir el morrón rojo
  y el morrón verde
  cortados en trozos
  muy pequeños.
- Agregar los porotos
  hervidos, los

champiñones y las
verduras cortadas
en cubitos.
- Salpimentar.
- Añadir el caldo y llevar
  hasta el hervor,
  agregar el azafrán y
  el arroz.
- Cuando esté casi
  listo (18 minutos
  aproximadamente)
  poner el romero y un
  poquito de ajo rallado.
- Apagar el fuego y dejar
  reposar antes de servir.

Equivalencias

8. Cenoura,
   azanoria.

9. Legumbre,
   gabriel,
   chícharo,
   leguminosa.

10. Condimento
    de color
    anaranjado. En
    España se usa
    para la paella
    y en Italia, para
    el risotto.

11. Caldillo, sopa,
    lahua, cahua.

12. Habichuelas,
    ejotes, judías,
    frijoles, ejote.

13. Ahumaya,
    zapallo,
    abóbora, ayote,
    pipiane.

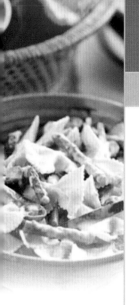

Pastas y amasados

En su justa medida las pastas aportan los hidratos de carbono requeridos por nuestra dieta. Su ingesta no eleva los niveles de colesterol, pero debe ser moderada si existen problemas de sobrepeso. Ofrecemos ingeniosas combinaciones con variados ingredientes.

1. Ñoquis de acelga y patata[1]

Ingredientes
para 4 porciones

Calorías por porción: 386.
H. de carbono: 73,25.
Proteínas: 16,64.
Grasas: 2,95.
Colesterol: 63 mg.
G. saturadas: 0,63 mg.
G. monoinsaturadas: 0,75 mg.
G. poliinsaturadas: 0,13 mg.

- 250 g de harina de trigo
- 500 g de patata
- 400 g de acelga cocida
- 20 g de queso port salut[2] descremado rallado
- 1 huevo
- Sal, pimienta

Preparación

- Sobre una superficie limpia, realizar una corona con la harina.
- Colocar en el centro la patata y la acelga, cocidas y bien escurridas.
- Agregar el queso, el huevo y los condimentos.
- Mezclar incorporando la harina de la corona hacia el centro.
- Amasar y formar tiras delgadas. Luego, cortarlas en pequeños trozos y darle forma de bolitas.
- Completar la forma de ñoqui, presionando con un tenedor.
- Introducir en agua hirviendo con sal y cocinar durante 1 ó 2 minutos.
- Retirar y servir con salsa de tomate.

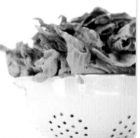

Equivalencias

1. Papa.

2. Queso madurado que se obtiene por coagulación de la leche por medio del cuajo u otras enzimas coagulantes apropiadas, complementado o no por la acción de bacterias lácticas específicas.

Recuerde que...

Las pastas son preparaciones hechas a base de harina, agua y sal (aunque pueden contener otros componentes como el huevo o las verduras). Es un alimento rico en carbohidratos. Usualmente se dividen en dos clases: pasta fresca (sin proceso de desecado y elaborada artesanalmente) y pasta seca (elaborada industrialmente y posteriormente desecada).

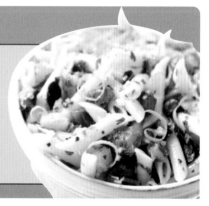

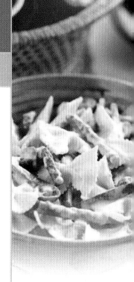

2. Espaguetis con verduras

Ingredientes para 4 porciones

Calorías por porción: 281.
H. de carbono: 58,13.
Proteínas: 12,18.
Grasas: -
Colesterol: -
G. saturadas: -
G. monoinsaturadas: -
G. poliinsaturadas: -

- 240 g de espaguetis de colores
- 300 g de calabaza[3]
- 150 g de zanahoria[4]
- 150 g de espárragos[5]
- 150 g de cebolla

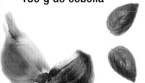

- 1 diente de ajo
- 400 g de tomate[6] triturado
- Rocío vegetal
- Perejil, albahaca[7] fresca picada, pimienta, sal

Preparación

- Lavar y cortar la calabaza y la zanahoria en pequeños trozos.
- Hervir, escurrir y trocear los espárragos.
- Picar finamente la cebolla, el ajo, el tomate y el perejil.
- Calentar una sartén con rocío vegetal, y dorar la cebolla y el ajo a fuego lento.
- Añadir la calabaza y las zanahorias.

- Tapar y cocinar a fuego lento durante 10 minutos.
- Añadir el tomate y cocinar a fuego lento hasta que se dore.
- Incorporar los espárragos.
- Añadir el perejil, la albahaca y salpimentar.
- Cocinar la pasta en agua y sal, escurrirla y disponerla en una fuente.
- Cubrir con la salsa y servir bien caliente.

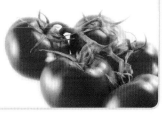

3. Fideos con brócoli[8]

Ingredientes para 4 porciones

Calorías por porción: 278.
H. de carbono: 53.
Proteínas: 13,75.
Grasas: 1,13.
Colesterol: 3,75 mg.
G. saturadas: 0,58 mg.
G. monoinsaturadas: 0,4 mg.
G. poliinsaturadas: 0,03 mg.

- 240 g de fideos (no al huevo)
- 500 g de brócoli
- 2 dientes de ajo triturados

- 100 g de queso untable descremado
- 2 hojas de laurel[9]
- Sal, pimienta, orégano[10]

Preparación

- Cocinar el brócoli en agua con sal, escurrirlo y cortarlo en gruesos trozos.
- Rehogar en agua el ajo con el laurel, sin que lleguen a dorarse.
- Agregar el queso blanco y el orégano.

- Añadir el brócoli y mantener caliente utilizando al mínimo el fuego de la hornalla.
- Cocinar los fideos, colarlos y condimentarlos una vez cocidos.
- Disponerlos en una fuente.
- Verter la preparación del brócoli, con todo su jugo, sobre los fideos.
- Servir.

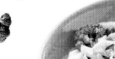

Equivalencias

3. Angola, zapallo, ahumaya, alcayota, cayote, ahuyame.

4. Cenoura, azanoria.

5. Turión, brote.

6. Jitomate.

7. Alábega, alfabega, basílico, hierba de vaquero.

8. Brécol. Parecido a la coliflor.

9. Lauro.

10. Mejorana.

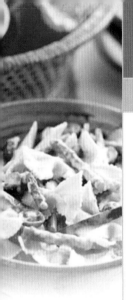

4. Pizzetas integrales

Ingredientes
para 4 porciones

Calorías por porción: 323.
H. de carbono: 14,64.
Proteínas: 20,5.
Grasas: 20,23.
Colesterol: 195,35 mg.
G. saturadas: 11,7 mg.
G. monoinsaturadas:
8,01 mg.
G. poliinsaturadas:
0,25 mg.

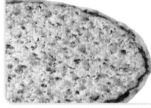

- 40 g de leche en polvo descremada
- 40 g de salvado de trigo (fino o grueso)
- 1 cucharada de polvo para hornear
- 2 huevos
- 400 g de tomate[1] triturado
- 250 g de queso fresco descremado
- Orégano[2], sal, pimienta

Preparación

- Mezclar los huevos sin llegar a batirlos.
- Agregar la leche, el polvo para hornear, el salvado, la sal y la pimienta.
- Mezclar bien y hacer un bollo.
- Poner en una pizzera lubricada con rocío vegetal y extender.
- Cocinar en horno moderado hasta que la pizza quede dorada, 10 minutos aproximadamente.
- Dar vuelta, para que se dore del otro lado.
- Colocar la salsa, el queso fresco descremado y gratinar.
- Espolvorear con orégano y servir.

5. Ñoquis a la romana

Ingredientes
para 4 porciones

Calorías por porción: 385.
H. de carbono: 51.
Proteínas: 19,73.
Grasas: 11,4.
Colesterol: 100,5 mg.
G. saturadas: 6,38 mg.
G. monoinsaturadas:
4,9 mg.
G. poliinsaturadas:
0,13 mg.

- 1000 cc de leche descremada
- 220 de harina de maíz (polenta)[3]
- 1 huevo
- 40 g de queso fresco descremado rallado
- Condimentos
- Rocío vegetal

Preparación

- Colocar en un recipiente la leche sobre el fuego y condimentar.
- Incorporar, a la leche hirviendo, la harina de maíz en forma de lluvia.
- Batir enérgicamente para que no se formen grumos.
- Batir los huevos e incorporarlos cuando se espese la preparación.
- Continuar batiendo enérgicamente.
- Mantener sobre el fuego 20 minutos, revolviendo de vez en cuando.

- Volcar la preparación en una mesa o mesada previamente humedecida con agua.
- Alisar la superficie dejándola de un espesor de 3 cm. Dejar enfriar.
- Cortar los ñoquis con moldes redondos y colocarlos en una asadera untada con rocío vegetal.
- Cubrir con el queso fresco previamente rallado.
- Gratinar en horno caliente durante 10 minutos.

Equivalencias

1. Jitomate.

2. Mejorana.

3. Gachas de harina de maíz.

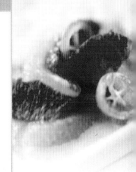

Preparaciones dulces

Al contrario de lo que se suele creer, los postres pueden ser ricos y atractivos complementos para un plan alimenticio nutritivo y saludable. Proponemos prácticas recetas que ayudarán a lograr el equilibrio justo entre el placer, la buena salud y el sabor.

1. Pastel de queso

Ingredientes para 4 porciones

Calorías por porción: 142.
H. de carbono: 17.
Proteínas: 11,4.
Grasas: 3,1.
Colesterol: 10,48 mg.
G. saturadas: 1,61 mg.
G. monoinsaturadas: 1,13 mg.
G. poliinsaturadas: 0,06 mg.

- 250 g de queso blanco descremado untable
- 40 cc de leche descremada
- Ralladura de limón[1]
- 80 g de harina
- 50 g de edulcorante en polvo

Preparación

- Colocar en un recipiente redondo el queso blanco descremado.
- Incorporar la leche y mezclar.
- Aromatizar con ralladura de limón y unir, tratando de no incorporar aire.
- En un recipiente aparte mezclar la harina con el edulcorante.
- Unir las dos preparaciones sin batir.
- Volcar en un molde para horno forrado con papel manteca.
- Hornear durante 40 minutos a temperatura moderada.

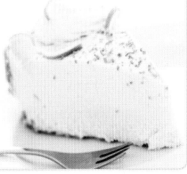

Recuerde que...

Los postres lácteos no pueden ser considerados como yogures, ya que al ser sometidos a un tratamiento de calor que destruye la flora láctica, carecen de bacterias o fermentos lácticos vivos, a los cuales se atribuyen importantes beneficios para la salud. Estas bacterias son las encargadas de mejorar el equilibrio de la flora intestinal al tiempo que estimulan el sistema inmunológico del organismo.

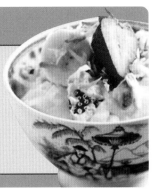

Equivalencias

1. Acitrón.

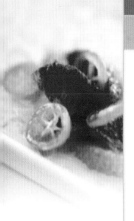

2. Ensalada de frutas

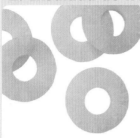

Ingredientes
para 4 porciones

Calorías por porción: 84.
H. de carbono: 19,2.
Proteínas: 1,6.
Grasas: -
Colesterol: -
G. saturadas: -
G. monoinsaturadas: -
G. poliinsaturadas: -

- 240 g de manzana[1]
- 240 g de naranja[2]
- 160 g de pera[3]
  o ananá[4]
- Jugo de limón[5]

- Gaseosa[6] dietética light
  sabor lima limón
- Edulcorante

Preparación

- Lavar y pelar las
  frutas.
- Cortarlas en daditos
  y agregarles gotas
  de limón para que no
  se oxiden.
- Mezclar.
- Agregar gaseosa y
  edulcorante a gusto.

3. Mousse[7] de durazno[8]

Ingredientes
para 4 porciones

Calorías por porción: 110.
H. de carbono: 2,4.
Proteínas: 11,8.
Grasas: 4,5.
Colesterol: 9 mg.
G. saturadas: 1,38 mg.
G. monoinsaturadas:
0,96 mg.
G. poliinsaturadas:
0,06 mg.

- 20 g de gelatina[9]
  dietética sabor durazno
- 250 cc de agua caliente
- 240 g de queso blanco
  descremado
- 4 claras de huevo
- Edulcorante en polvo

Preparación

- Disolver la gelatina
  en el agua hirviendo y
  dejar entibiar.
- Mezclar en un
  recipiente aparte el
  queso y el edulcorante.
- Unir las dos
  preparaciones.
- En un recipiente
  aparte batir las claras
  a punto nieve.

- Unir las claras a nieve
  con la preparación
  anterior, realizando
  movimientos
  envolventes.
- Colocar en copas y
  llevar al refrigerador.
- Servir bien frío.

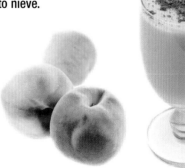

Equivalencias

1. Poma.

2. Laranja.

3. Peros.

4. Piña, abacaxi,
   piña americana.

5. Acitrón.

6. Soda, refresco.

7. Espuma
   cremosa.

8 Chichoca,
  chuchoca,
  orejones,
  descarozado,
  melocotón,
  durazno
  prisco, pelón.

9. Dulce que se
   hace con zumo
   de frutas y
   azúcar cocido
   hasta adquirir
   una
   consistencia
   blanda, elástica
   y transparente.

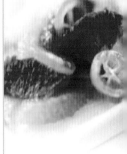

4. Áspic[10] de frutas

Ingredientes
para 4 porciones

Calorías por porción: 180.
Hidratos de carbono: 37,5.
Proteínas: 2,5.
Grasas: -
Colesterol: -
G. saturadas: -
G. monoinsaturadas: -
G. poliinsaturadas: -

- 400 g de manzana
- 400 g de frutilla[11]
- 200 g de durazno
- 600 cc de jugo de limón y naranja
- 60 g de gelatina dietética de frutilla

Preparación

- Pelar las frutas y cortarlas en pequeños trozos.
- Diluir la gelatina dietética con los jugos de frutas.
- Colocar en un recipiente las frutas cortadas.
- Verter por encima la gelatina recién preparada.
- Dejar enfriar.
- Servir frío.

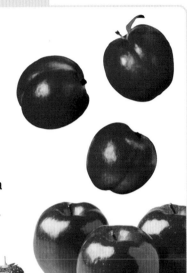

5. Peras con salsa de frutillas

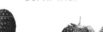

Ingredientes
para 4 porciones

Calorías por porción: 107.
H. de carbono: 21,6.
Proteínas: 3,67.
Grasas: 0,68.
Colesterol: 2,25 mg.
G. saturadas: 0,35 mg.
G. monoinsaturadas: 0,24 mg.
G. poliinsaturadas: 0,02 mg.

- 600 g de pera
- 100 g de frutilla
- 60 g de queso blanco descremado
- Esencia de vainilla
- Edulcorante

Preparación

- Pelar las peras, dejando el cabito.
- Hervirlas en agua con edulcorante y esencia de vainilla, hasta que estén tiernas, pero sin que lleguen a romperse.
- Colocar cada pera en una compotera.
- Licuar las frutillas con el queso, edulcorante y esencia de vainilla.
- Rociar las peras con esta preparación.
- Dejar enfriar y servir.

Equivalencias

10. Preparación de vegetales troceados que, mezcladas con gelatina, se cuaja en molde en el frigorífico. Se desmolda cuando se ha solidificado.

11. Fresas, morango.

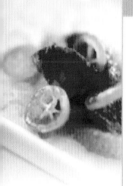

6. Postre caliente de manzanas[1]

***Ingredientes
para 4 porciones***

Calorías por porción: 241.
H. de carbono: 26,13.
Proteínas: 19,38.
Grasas: 6,56.
Colesterol: 22,5 mg.
G. saturadas: 3,38 mg.
G. monoinsaturadas:
2,38 mg.
G. poliinsaturadas:
0,13 mg.

- 600 g de manzana
- 500 g de requesón[2]
  descremado
- 250 cc de
  leche descremada
- Canela
- Edulcorante líquido

Preparación

- Pelar las manzanas,
  cortarlas en rodajas
  y cocinarlas en agua
  con unas gotas
  de edulcorante.
- Retirarlas y colocarlas
  en una fuente
  para horno.
- Batir el requesón
  con la leche, la
  canela y unas gotas de
  edulcorante.
- Cubrir las manzanas
  con esta preparación.
- Dar un golpe de horno y
  servir caliente.

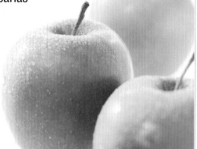

7. Postre de naranjas[3]

***Ingredientes
para 4 porciones***

Calorías por porción: 180.
H. de carbono: 35,5.
Proteínas: 6,2.
Grasas: -
Colesterol: -
G. saturadas: -
G. monoinsaturadas: -
G. poliinsaturadas: -

- 600 cc de jugo de
  naranja dietético
- 160 g de maicena[4]
- 80 cc de licor
  de naranja
- Esencia de vainilla
- Edulcorante

Preparación

- En una cacerola, añadir
  la mitad del jugo y el
  licor, y llevar hasta el
  punto de ebullición.
- Diluir la maicena con el
  resto del jugo dietético.
- Verter esta última
  preparación sobre
  el resto del jugo
  en ebullición.
- Revolver
  constantemente y,
  cuando empiece a
  espesar, retirar.
- Dejar enfriar y agregar
  esencia de vainilla,
  edulcorante y la
  ralladura de naranja.
- Dejar enfriar en el
  refrigerador en
  moldecitos individuales.

8. Manjar de moras[5] con yogur[6]

Ingredientes
para 4 porciones

Calorías por porción: 123.
H. de carbono: 22,6.
Proteínas: 7,88.
Grasas: 0,08.
Colesterol: 1,5 mg.
G. saturadas: 0,3 mg.
G. monoinsaturadas:
0,15 mg.
G. poliinsaturadas: -

- 600 cc de yogur
  descremado
- Esencia de vainilla
- 350 cc de jugo
  de naranja
- 2 claras de huevo
- 50 g de mermelada[7]
  dietética de moras
- 150 g de moras
- Edulcorante en polvo

Preparación

- Mezclar el yogur con la
  esencia de vainilla y la
  mermelada.
- Congelar durante 1 hora
  aproximadamente.
- Disponer las moras
  en un recipiente, junto
  con el jugo de naranja
  y el edulcorante.
- Tapar y dejar hervir a
  fuego lento durante
  5 minutos.
- Retirar del fuego y dejar
  macerar la fruta durante
  30 minutos.

- Escurrir y dejar enfriar
  completamente.
- Mezclar la fruta con la
  preparación del yogur
  y congelar durante
  1 hora más.
- Batir las claras a punto
  de nieve e incorporar
  con movimientos
  envolventes.
- Congelar hasta que
  quede completamente
  sólido.

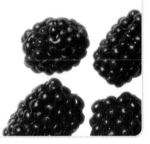

9. Arroz[8] con leche

Ingredientes
para 4 porciones

Calorías por porción: 252.
Hidratos de carbono: 54,7.
Proteínas: 6,8.
Grasas: 0,6
Colesterol: 0,92
G. saturadas: 0,32
G. monoinsaturadas: 0,3
G. poliinsaturadas: 0,1

- 120 g de arroz
- 500 cc de leche
  descremada
- 1 rama de canela
- 1 cucharada de canela
  en polvo
- 1 cáscara de limón[9]

Preparación

- Poner la leche a
  fuego vivo.
- Una vez que esté a
  punto de hervir, añadir
  el arroz, la canela y
  el azúcar.

- Mantener a cocción
  lenta hasta que se haga
  el arroz y la leche tome
  consistencia.

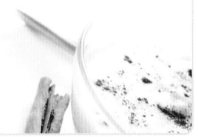

Equivalencias

5. Fruto de la
   morera y
   del moral,
   zarzamora,
   frambuesa,
   (Honduras)
   morera o
   moral (México).

6. Leche cuajada.

7. Dulce, jalea,
   confitura.

8. Casulla, palay.

9. Acitrón.

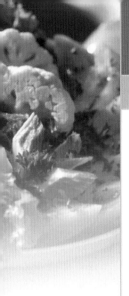

Los alimentos y su contenido de colesterol

El siguiente listado reseña los alimentos de consumo frecuente y su contenido de colesterol. Esta información deberá complementarse con otras variables indicadas en este recetario, ya que existen alimentos con bajo contenido de colesterol, pero con una alta concentración de grasa saturada.

Equivalencias

1. Lonja (rebanada, loncha, chulla) de carne, bistec, befa steak.

2. Entrecote, solomo, solomillo, filete.

3. Costillar.

4. Menudos, menudencias, menudillos.

5. Ave, Frango.

6. Pecho del ave.

7. Corazón.

8. Bacon, tocino, unto, lardo, cuito, tocineta.

Carnes	Colesterol mg
Costilla desgrasada (100 gramos)	85
Bife[1] de cuadril (100 gramos)	58
Picada desgrasada (100 gramos)	65
Bife de chorizo (100 gramos)	63
Lomo[2] (100 gramos)	91
Lomo veteado (150 gramos)	135
Falda (100 gramos)	96
Bife de costilla (100 gramos)	73
Bife con lomo (100 gramos)	76
Asado de costilla[3] (100 gramos)	91

Achuras[4]	Colesterol mg
Seso cocido (80 gramos)	128
Corazón (100 gramos)	177
Riñón (100 gramos)	354
Hígado cocido (60 gramos)	234

Pollo[5]	Colesterol mg
Pechuga[6], frita o asada (100 gramos)	72
Carne oscura, frita o asada (100 gramos)	77
Menudos, fritos o asados (100 gramos)	286
Panita[7] de pollo (1 porción)	174

Cordero	Colesterol mg
Pierna (100 gramos)	84
Lomo (100 gramos)	86
Chuleta (200 gramos)	187

Cerdo	Colesterol mg
Panceta[8] (3 lonjas)	16

Lomo (100 gramos)	118
Chuleta (100 gramos)	148
Pechito (100 gramos)	140

Embutidos[9]	**Colesterol mg**
Morcilla (1 pequeña)	30
Jamón cocido[10] (1 feta)	10
Jamón crudo (1 feta)	28
Longaniza[11] (1 rebanada)	37
Salchichón (1 feta)	40
Leverwurst[12] (1 feta)	28
Mortadela[13] (3 fetas)	34
Paté de ganso (1 cucharada)	20
Chorizo[14] de cerdo (cada uno)	51
Salame[15] (1 feta)	16
Fiambre de pavo[16] (1 feta)	9
Salchichitas[17] (cada una)	11

Pescados frescos	**Colesterol mg**
Merluza[18] (80 gramos)	111
Caviar[19] (una cucharada)	94
Abadejo[20] (100 gramos)	50
Bacalao (100 gramos)	50
Gefilte fish (100 gramos)	12
Róbalo[21] (100 gramos)	67
Pejerrey[22] (80 gramos)	89
Lenguado[23] (100 gramos)	62
Pez espada (100 gramos)	46
Trucha (100 gramos)	67
Atún[24] (100 gramos)	45
Salmón[25] crudo (80 gramos)	47

Pescados en conserva	**Colesterol mg**
Arenque (al natural) (100 gramos)	75
Caballa[26] (al natural) (100 gramos)	72
Sardinas[27] en aceite (100 gramos)	17
Sardina en salsa de tomate[28] (cada una)	50
Atún al natural (100 gramos)	14
Atún en aceite (100 gramos)	43

Mariscos[29]	**Colesterol mg**
Almejas[30] crudas (4 unidades)	20

9. Cecina, salchichas, chorizos, intestinos rellenos.

10. Pernil de cerdo, presunto.

11. Butifarra, chorizo.

12. Paté.

13. Embutido de origen italiano, muy grueso, hecho de carne picada de cerdo y de vaca con trozos de tocino.

14 Butifarra, longaniza blanda, longaniza.

15. Salami.

16. Guajalote, pirú.

17. Cecina, embutido, chorizos, intestinos rellenos.

18. Pescada.

19. Huevas saladas de esturión.

20. Pez parecido al bacalao que abunda en el Atlántico.

21. Lubina.

22. Pez plateado.

23. Suela.

24. Bonito, pollo de mar, caballa.

25. Boga.

26. Atún, bonito, pollo de mar.

27. Arenque, parrocha.

28. Jitomate.

29. Picororos.

30. Machas.

	Colesterol mg
Almejas[1] hervidas (20 unidades)	60
Cangrejo[2] al vapor (100 gramos)	91
Langosta[3] hervida (100 gramos)	66
Ostras crudas (8 unidades)	35
Ostras al vapor (6 unidades)	46
Mejillones[4] al vapor (100 gramos)	42
Langostinos[5] hervidos (100 gramos)	178
Calamares empanados (100 gramos)	237

Sopas y caldos[6]	Colesterol mg
Crema de espárragos[7] con leche (1 taza)	22
Crema de espárragos con agua (1 taza)	5
Porotos[8] con jamón[9] (1 taza)	22
Caldo de carne desgrasado (1 taza)	0.1
Caldo de carne con champiñones[10] (1 taza)	7
Crema de apio[11] con agua (1 taza)	15
Crema de apio con leche (1 taza)	32
Crema de queso con agua (1 taza)	30
Crema de queso con leche	48
Caldo de pollo[12] desgrasado con agua (1 taza)	0,1
Crema de pollo con agua (1 taza)	10
Crema de pollo con leche (1 taza)	27
Crema de pollo con arvejas[13] (1 taza)	5
Crema de pollo con champiñones (1 taza)	10
Caldo de pollo con tallarines[14] (1 taza)	7
Caldo de pollo con arroz[15] (1 taza)	7
Caldo de pollo con verduras (1 taza)	7
Caldo de lentejas[16] con jamón (1 taza)	7
Minestrone (1 taza)	5
Crema de champiñones con leche (1 taza)	20
Crema de champiñones con agua (1 taza)	2
Crema de cebolla con leche (1 taza)	32
Crema de cebolla con agua (1 taza)	15
Crema de porotos y jamón (1 taza)	8
Caldo de tomates[17] con leche (1 taza)	17
Caldo de tomates con agua (1 taza)	0
Caldo de verduras (1 taza)	0,5
Deshidratados	**Colesterol mg**
Cubo de caldo de carne (por unidad)	0,01
Cubo de caldo de verdura (por unidad)	0,01
Cubo de caldo de pollo (por unidad)	1

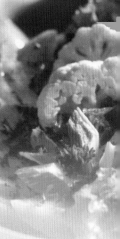

Panes	Colesterol mg
Salvado (1 rebanada)	0/tazas
Francés (1 rebanada)	0/tazas
Multicereal (1 rebanada)	0/tazas
Avena[18] (1 rebanada)	0/tazas
Croissant (cada uno)	13
Panecillos en todos sus sabores (cada uno)	27

Galletitas[19]	Colesterol mg
De queso (cada 10)	6
De huevo (cada una)	15
Saladas, de manteca (cada 4 unidades)	4
Trigo o centeno con queso (cada una)	4
Cereales (cada una)	0
Waffles[20] (cada uno)	59
Crêpes (3 medianos)	40

Arroz	Colesterol mg
Grano largo hervido (media taza)	10
Hervido en caldo de carne (media taza)	10
Hervido en caldo de pollo (media taza)	10
Chino, frito con cerdo (media taza)	30
Español (media taza)	10

Pastas	Colesterol mg
Fideos secos (100 gramos)	10
Tallarines con salsa de carne (1 taza)	15

Equivalencias

18. Cuáquer

19. Galletas.

20. Postre crocante que se hace a partir de una mezcla líquida de leche, harina, huevos y azúcar.

21. Manteca.

22. Mantequilla de origen vegetal.

23. Mahonesa.

Grasas y aceites	Colesterol mg
Vacuna (1 cucharada)	55
De pollo (1 cucharada)	11
De cerdo (1 cucharada)	19
Mantequilla[21] (4 cucharadas)	53
Margarina[22] y cualquier aceite vegetal (1 cucharada)	0

Mayonesa[23]	Colesterol mg
Común (1 cucharada)	17
Bajas calorías (1 cucharada)	5

1. Cachapa,
   galleta de
   maíz, tortilla.

2. Torta o
   pastel grande
   generalmente
   hecho de
   masa de
   harina, que se
   cocina relleno.

3. Postre que
   se prepara
   con leche,
   yemas de
   huevo y azúcar.
   Se cuaja en
   baño de María,
   dentro de
   un molde
   generalmente
   bañado de
   azúcar tostada.
   Suele llevar
   también harina,
   y con
   frecuencia se
   le agrega
   algún otro
   ingrediente,
   como vainilla,
   naranja, café,
   etc.

4. Dulce que se
   hace con zumo
   de frutas y
   azúcar cocido
   hasta adquirir
   una
   consistencia
   blanda, elástica
   y transparente.

5. Poma.

6. Guinda.

7. Fresa,
   morango.

8. Acitrón.

9. Chichoca,
   chuchoca,
   orejones,
   descarozado,
   melocotón,
   durazno prisco,
   pelón.

10. Pudín.

11. Cambur, guineo,
    plátano.

12. Mantequilla

13. Mantequilla de
    origen vegetal.

14. Casulla, palay.

Huevos	Colesterol mg
Entero, fresco (cada uno)	213
Entero, frito (cada uno)	246
Entero, duro (cada uno)	213
Omelette[1] (de un huevo)	248
Pasado por agua (cada uno)	213
Revuelto (de un huevo)	248
Yema (de un huevo)	213
Clara (de un huevo)	0

Postres	Colesterol mg
Tarta[2] de queso (1 porción)	30
Flan[3] (media taza)	80
Donas (rosquillas) (cada una)	7
Gelatinas[4] (de todos los sabores)	0
Gelatinas (con una cucharada de crema)	2
Tartas	**Colesterol mg**
Manzana[5] (1 porción)	10
Cereza[6] (1 porción)	10
Frutilla[7] (1 porción)	10
Crema pastelera (1 porción)	65
Crema de limón[8] sin merengue (1 porción)	5
Bocaditos	**Colesterol mg**
Manzana (cada uno)	19
Fresa (frutilla) (cada uno)	19
Cereza (cada uno)	19
Limón (cada uno)	19
Durazno[9] (cada uno)	19
Budín[10]	**Colesterol mg**
De banana[11] (media taza)	17
De manteca[12] (media taza)	34
De margarina[13] (media taza)	2
De chocolate (media taza)	17
De arroz[14] (media taza)	17
De vainilla (media taza)	17

Diccionario de terminología

Cocina Rica y Nutritiva con Bajo Colesterol

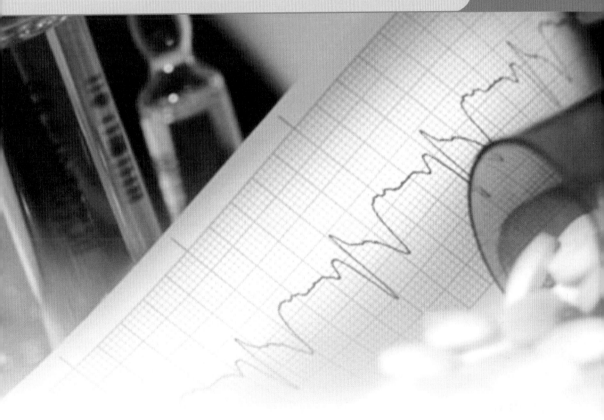

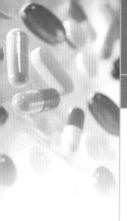

Terminología

Presentamos un listado de algunos términos específicos de uso frecuente, empleados en estas páginas para su consulta rápida. Conocer esta terminología contribuye a la comprensión de esta afección y facilita su tratamiento.

> **Ácidos grasos esenciales.** Cuerpos grasos que deben estar presentes en la dieta porque el organismo no puede fabricarlos. Son tres, todos ellos poliinsaturados: el ácido linoleico, el linolénico y el araquidónico. Se encuentran, principalmente, en los vegetales.

> **Adrenalina.** Sustancia química sintetizada por el organismo y sobre todo por la médula suprarrenal, activa principalmente sobre los bronquios, el corazón, y los vasos. Es liberada a la circulación en ciertas situaciones de estrés.

> **Aneurisma.** Bolsa formada por la dilatación o rotura de las paredes de una arteria o vena llena de sangre circulante.

> **Angina de pecho.** Dolor en el pecho producido por isquemia miocárdica (ver Isquemia). Sucede cuando el músculo cardíaco (miocardio) no recibe el suficiente aporte de sangre (y por lo tanto de oxígeno). Una de las causas más frecuentes es el estrechamiento de las arterias que llevan la sangre al corazón.

> **Antioxidante.** Sustancia, generalmente orgánica, que impide o retarda la oxidación de algunos compuestos.

> **Arterias y venas.** Vasos sanguíneos que transportan la sangre por todo el organismo.

> **Arteriosclerosis.** Endurecimiento y engrosamiento anormal de las paredes de las arterias, con tendencia a que se produzca la obstrucción del vaso sanguíneo.

> **Aterogénico.** Sustancia con capacidad de provocar aterosclerosis.

> **Ateroma, placa de.** Placa de grasa que puede llegar a obstruir el vaso sanguíneo.

> **Aterosclerosis.** Tipo de arteriosclerosis. Enfermedad de la pared de los vasos arteriales, causada por el depósito de colesterol, calcio y tejido fibroso. Produce una mayor resistencia al flujo normal de sangre a través del vaso afectado, con la consiguiente isquemia de los distintos órganos (corazón, cerebro, etc.). (Ver Isquemia).

> **Basal.** Dícese del nivel de actividad de una función orgánica durante el reposo y el ayuno.

> **Bilis.** Líquido secretado por el hígado y vertido en el intestino delgado a través de las vías biliares. Sus principales constituyentes son: sales biliares conjugadas, colesterol, fosfolípidos, bilirrubina y electrolitos.

> **Cafeína.** Alcaloide del café y del té, dotado de fuertes propiedades neuroestimulantes y convulsivas.

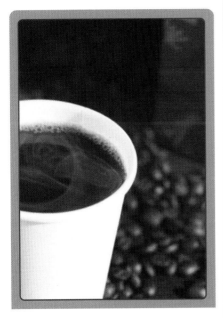

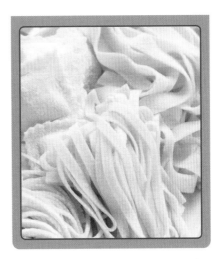

> **Carbohidratos o hidratos de carbono.** Compuestos de carbono, hidrógeno y oxígeno en los cuales los dos últimos elementos están en la misma proporción que la existente en el agua. Las principales clases son: almidones, azúcares y celulosa. Los almidones se descomponen en los intestinos en azúcares simples y estos últimos, en glucosa: azúcar típico que circula en la sangre y genera energía, según y cuando se requiere, por medio de su desintegración.

> **Cardiopatía.** Toda enfermedad que afecta al corazón.

> **Cardiopatía isquémica.** Forma más frecuente de enfermedad cardíaca, en la que se produce una disminución del riego sanguíneo del corazón, a consecuencia de un estrechamiento y obstrucción de las arterias coronarias.

> **Carotenos.** Pigmentos anaranjados presentes en vegetales, animales y bacterias.

> **Caseína.** Proteína que constituye el componente proteico más importante de la leche.

> **Coagulación.** Proceso de solidificación de la sangre.

> **Colesterol.** Molécula grasa imprescindible para nuestro organismo. Participa en la formación de la membrana celular, en las hormonas y otros tejidos vitales. Su exceso, la hipercolesterolemia, es desencadenante de la enfermedad cardiovascular.

> **Colesterol sérico.** Colesterol que se encuentra en el suero sanguíneo y que aparece como lípido (sustancia grasa).

> **Colesterolemia.** Tasa de colesterol sérico cuya cifra normal oscila entre 1,5 y 2,2 g/l.

> **Diabetes.** Enfermedad crónica que consiste en una deficiente o nula producción de insulina, hormona encargada de transportar glucosa desde la sangre hacia las células e hígado. Como consecuencia de esta deficiencia o carencia, la concentración de glucosa en la sangre es anormalmente elevada, por lo que se elimina en grandes cantidades a través de la orina, ocasionando una sensación permanente de hambre y sed.

> **Dieta mediterránea.** Régimen alimenticio basado en el consumo de legumbres, cereales, verduras, hortalizas, aceite de oliva virgen y pescado. Es una dieta cardiosaludable por su escasez en grasas saturadas y su elevado porcentaje de fibra.

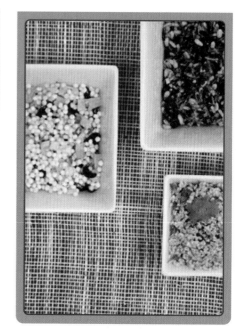

> **Dietética.** Perteneciente a la dieta. Disciplina que se ocupa del estudio de los regímenes alimenticios y sus relaciones con el metabolismo.

> **Ejercicio.** La actividad física regular proporciona un efecto beneficioso y reductor de los niveles de lípidos plasmáticos (grasa en sangre), favorece el control del peso, la tensión arterial y la diabetes.

> **Enfermedad coronaria.** Lesión o mal funcionamiento del corazón por un estrechamiento o una obstrucción de las arterias coronarias que suministran la sangre al músculo cardíaco.

> **Enfermedades cardiovasculares.** Nombre que engloba a un conjunto de enfermedades relacionadas con el corazón y los vasos sanguíneos en general.

> **Enzima.** Proteína producida en el interior de un organismo vivo especializada para catalizar una reacción específica del metabolismo.

> **Estatinas.** Fármacos inhibidores de la enzima que interviene en la producción de colesterol en el hígado, disminuye las LDL y aumenta las HDL.

> **Esteroles.** Son sustancias que se encuentran en abundancia en la mayoría de los organismos vivos. Son solubles en los disolventes orgánicos y están conformadas por complejas cadenas de carbono.

> **Estrógeno.** Hormona femenina cuyos niveles decaen en la menopausia. Aunque se han probado los beneficios de la terapia hormonal sustitutoria (como el aumento de las HDL), debe ser el especialista quien valore los riesgos y ventajas de su uso en cada paciente.

> **Fibra.** Cada uno de los filamentos que entran en la composición de los tejidos orgánicos vegetales o animales. En nutrición, componente no digerible de los vegetales.

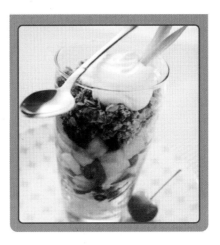

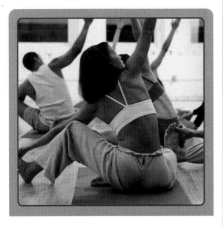

> **Fibratos.** Fármaco que disminuye los triglicéridos y aumenta el colesterol HDL.

> **Fibrosis.** Lesión anatómica no específica caracterizada por inflamación del tejido conjuntivo.

> **Fosfolípidos.** Ciertos ácidos grasos modificados que incluyen fósforo en sus moléculas. Entre otras cosas, forman las membranas de nuestras células y actúan como "detergentes biológicos", absorbiendo los excesos de grasas en nuestro cuerpo.

> **Glándulas suprarrenales.** Ubicadas, como lo indica el nombre, por encima de los riñones.

> **Glucosa.** Azúcar de color blanco, cristalizable, de sabor muy dulce, soluble en agua pero no en alcohol, que se halla disuelta en las células de muchos frutos maduros y en el plasma sanguíneo normal.

> **Grasa.** Nombre genérico de sustancias orgánicas, muy difundidas

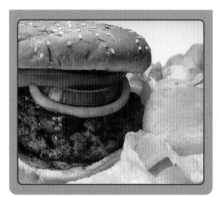

en ciertos tejidos de plantas y animales, que están formadas por la combinación de ácidos grasos con la glicerina.

> **Grasas hidrogenadas.** Tienen un efecto aún más pernicioso que las grasas saturadas sobre los niveles de colesterol. Están presentes en ciertas margarinas, comidas precocidas y *fast food*.

> **Grasas saturadas.** Ácidos grasos que aumentan el colesterol en sangre. Se encuentran en las grasas animales, productos lácteos, yema de huevo y algunos aceites.

> **HDL.** Lipoproteína de alta densidad que recoge los cuerpos grasos sobrantes de las células y los transporta al hígado, donde son eliminados.

> **Hipercolesterolemia.** Exceso de colesterol en la sangre que puede dar lugar a la aparición de aterosclerosis o engrosamiento de las paredes de los vasos sanguíneos, como consecuencia del depósito en ellas de colesterol, disminuyendo de un modo parcial o total el riego sanguíneo en esa zona.

> **Hiperglucemia.** Aumento anormal de la concentración de glucosa en la sangre. Condición típica de la diabetes *Mellitus*.

> **Hiperlipemia/hiperlipidemia.** Alteración por aumento en los niveles de lípidos o grasas en sangre.

> **Hipertensión.** Elevación anormal sostenida de la presión arterial.

> **Hipotiroidismo.** Actividad deficiente de la glándula tiroides.

> **Hormonas.** Sustancias químicas específicas secretadas por células glandulares endocrinas (de secreción interna) que son transportadas por la sangre, la cual las lleva hacia otras células u órganos, donde van a regular procesos fisiológicos tales como el crecimiento, metabolismo, reproducción, etc.

> **Infarto agudo de miocardio.** Insuficiencia súbita del aporte de sangre a un punto del músculo cardíaco, debida

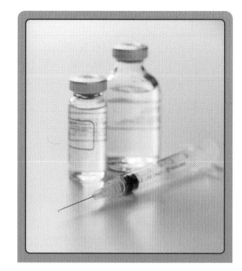

> -habitualmente- a una obstrucción de una arteria coronaria. La falta de sangre, y por lo tanto de oxígeno, provoca la necrosis de la zona afectada.

> **Infarto de miocardio.** Una de las malformaciones de la cardiopatía coronaria que consiste en el cese de la actividad del músculo cardíaco.

> **Insulina.** Hormona producida por el páncreas que ayuda a reducir el nivel de glucosa en sangre y en orina.

> **Isquemia.** Insuficiente aporte de sangre a un órgano o tejido específico, a causa de constricción funcional o destrucción real de un vaso sanguíneo.

> **LDL. Lipoproteína de baja densidad.** Son las más abundantes. Lipoproteína que tiene por función llevar la grasa desde el hígado hasta el interior de las células. Su efecto sobre la aterosclerosis aumenta si sufren un proceso de oxidación por los radicales libres.

> **Lípidos.** Grasas presentes en la sangre.

> **Lipoproteína.** Unión de proteína y lípido que permite a la grasa circular en la sangre.

> **Membrana celular.** Estructura laminar que envuelve al protoplasma (citoplasma y núcleo) de las células, formada principalmente por lípidos y proteínas, y en la que se asientan numerosas funciones esenciales para la vida celular.

> **Menopausia.** Desaparición de la menstruación en la mujer.

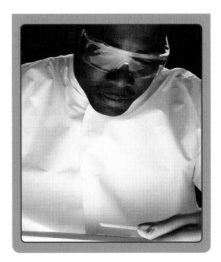

> **Metabolismo.** Conjunto de reacciones o transformaciones químicas catalizadas por enzimas que ocurren en las células vivas, a partir del momento en que penetra un nutriente.

> **Nutrición.** Conjunto de procesos que participan en la ingestión, asimilación y utilización de los nutrientes.

> **Nutricional.** Perteneciente o relativo a la nutrición.

> **Nutriente.** Sustancia de los alimentos que nutre, utilizada en el metabolismo.

> **Pancreatitis.** Inflamación del páncreas con formación de zonas necróticas (células o tejidos muertos).

> **Patógeno.** Productor o causante de una enfermedad.

> **Patología.** Rama de la medicina encargada del estudio de las enfermedades, de sus causas, mecanismos y efectos sobre el cuerpo.

> **Proteínas.** Moléculas formadas por gran cantidad de aminoácidos. Son el componente clave de cualquier organismo vivo y forman parte de cada una de sus células. Se distinguen de los carbohidratos y de las grasas por poseer además nitrógeno en su composición, aproximadamente un 16%.

> **Quilomicrón.** Macromolécula que transporta los lípidos presentes en la sangre hacia los tejidos. Cuando los quilomicrones llegan a los tejidos, se descomponen rápidamente liberando los triglicéridos en los músculos como fuente de energía, o en los tejidos adiposos, donde se almacenan a modo de reserva.

> **Sedentarismo.** Estilo de vida en el que apenas se realiza ejercicio físico de forma regular. Favorece el sobrepeso, se suele unir a la mala alimentación y al tabaquismo. Contribuye al desarrollo de enfermedades cardiovasculares.

> **Tiroides.** Glándula de secreción interna situada en la parte anterior e inferior de la laringe.

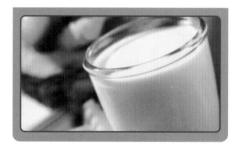

> **Triglicéridos.** Tipo de lípidos en la sangre. La mayoría de la grasa del cuerpo son triglicéridos almacenados para ser convertidos en energía cuando haga falta. Por lo general, el cuerpo los toma de las grasas y aceites ingeridos.

> **Trombo.** Coágulo adherido a la pared interior de una vena o arteria. Puede obstruir el flujo sanguíneo ocasionando un daño, destrucción, o necrosis en los tejidos.

> **Vitamina.** Cada una de ciertas sustancias orgánicas presentes en los alimentos, que, en cantidades pequeñísimas, son necesarias para el perfecto equilibrio de las diferentes funciones vitales.

> **Vitaminas antioxidantes.** Las vitaminas A, C y E son conocidas por su poder antioxidante: neutralizan dentro del organismo los radicales libres, protegiendo a las arterias de la aterosclerosis.

> **VLDL o lipoproteínas de muy baja densidad.** Lipoproteínas que transportan los triglicéridos desde el hígado hacia el resto del organismo.

> **Xantoma.** Pequeños tumores benignos del tejido celular subcutáneo, que se desarrollan en la proximidad de tendones y ligamentos.

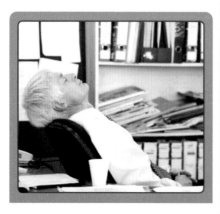